Regine Hinkelmann

ADHS bei Erwachsenen

Coaching als innovativer Beratungsansatz für Ärzte und Therapeuten

1. Auflage

ELSEVIER
URBAN & FISCHER

URBAN & FISCHER München

Zuschriften an:
Elsevier GmbH, Urban & Fischer Verlag, Hackerbrücke 6, 80335 München

Wichtiger Hinweis für den Benutzer

Die Erkenntnisse in der Medizin unterliegen laufendem Wandel durch Forschung und klinische Erfahrungen. Herausgeber und Autoren dieses Werkes haben große Sorgfalt darauf verwendet, dass die in diesem Werk gemachten therapeutischen Angaben (insbesondere hinsichtlich Indikation, Dosierung und unerwünschter Wirkungen) dem derzeitigen Wissensstand entsprechen. Das entbindet den Nutzer dieses Werkes aber nicht von der Verpflichtung, anhand weiterer schriftlicher Informationsquellen zu überprüfen, ob die dort gemachten Angaben von denen in diesem Werk abweichen und seine Verordnung in eigener Verantwortung zu treffen.
Für die Vollständigkeit und Auswahl der aufgeführten Medikamente übernimmt der Verlag keine Gewähr.
Geschützte Warennamen (Warenzeichen) werden in der Regel besonders kenntlich gemacht (®). Aus dem Fehlen eines solchen Hinweises kann jedoch nicht automatisch geschlossen werden, dass es sich um einen freien Warennamen handelt.

Bibliografische Information der Deutschen Nationalbibliothek
Die Deutsche Nationalbibliothek verzeichnet diese Publikation in der Deutschen Nationalbibliografie; detaillierte bibliografische Daten sind im Internet über http://www.d-nb.de/ abrufbar.

16 17 18 19 20 5 4 3 2 1

Planung und Lektorat: Alexandra Frntic und Ulrike Kriegel
Herstellung: Elisabeth Märtz
Satz: abavo GmbH, Buchloe/Deutschland; TnQ, Chennai/Indien
Druck und Bindung: Printforce, Alphen/NL
Alle Zeichnungen: Stefan Dangl [L231]
Umschlaggestaltung: Spiesz Design, Neu-Ulm

ISBN Print 978-3-437-31585-5
ISBN e-Book 978-3-437-17154-3

Aktuelle Informationen finden Sie im Internet unter **www.elsevier.de** und **www.elsevier.com.**

Anmerkungen zur Rezipienz der Arbeit

Drei formale Hinweise sind für die Rezipienz dieser Arbeit unerlässlich:
(1) Wenn in der vorliegenden Arbeit von Menschen mit adulter ADHS die Rede ist, so sind damit nicht a priori Menschen mit diagnostizierter ADHS gemeint. Vielmehr existiert eine hohe Anzahl von Personen, die im arbeitsweltlichen Kontext Probleme zeigen, die aus Symptomen der ADHS resultieren können. Hierbei ist nicht relevant, ob die Symptome medizinisch diagnostiziert sind. Vielmehr geht es um den Menschen mit seinen individuellen arbeitsweltlichen Problemstellungen und um eine Destigmatisierung dieser Personen.
(2) Bei allen Bezeichnungen, die auf Personen bezogen sind, meint die gewählte Formulierung beide Geschlechter, auch wenn aus Gründen der besseren Lesbarkeit die männliche Geschlechtsform gewählt wird. Darin liegt jedoch keine Wertung.
(3) Zahlreiche weiterführende Informationen zu dieser Arbeit finden sich im Anhang, der separat ausgewiesen ist. Im Text sind Bezüge zum Anhang gekennzeichnet.

Abkürzungen

A	Anhang
ADHS	Aufmerksamkeitsdefizit-/Hyperaktivitätsstörung
ADHS-DC	Diagnostische Checkliste zu ADHS
ADHS-DCQ	ADHS Diagnostische Checkliste Quantifizierung
ADHS-SB	Selbstbeurteilungsskala zur Diagnostik der adulten ADHS
ASRS-v1.1	Adult Self-Report Scale-v1.1
bzgl.	bezüglich
ca.	circa
DGPPN	Deutsche Gesellschaft für Psychiatrie, Psychotherapie und Nervenheilkunde
d.h.	das heißt
DSM	Diagnostic and Statistical Manual of Mental Disorders (deutsche Übersetzung: Diagnostischer und statistischer Leitfaden psychischer Störungen)
DSM-IV-TR	Diagnostic and Statistical Manual of Mental Disorders (deutsche Übersetzung: Diagnostischer und statistischer Leitfaden psychischer Störungen), 4. Auflage, Textrevision
DSM-IV	Diagnostic and Statistical Manual of Mental Disorders (deutsche Übersetzung: Diagnostischer und statistischer Leitfaden psychischer Störungen), 4. Auflage
DSM-5	Diagnostic and Statistical Manual of Mental Disorders (deutsche Übersetzung: Diagnostischer und statistischer Leitfaden psychischer Störungen), 5. Auflage
DIM	Differentielles Inkongruenz-Modell
GD	Gruppendynamik
GSI	Global Severity Index
ggf.	gegebenenfalls
HASE	Homburger ADHS-Skalen für Erwachsene
ICD-10	International Statistical Classification of Deseases and Related Health Problems (deutsche Übersetzung: Die Internationale statistische Klassifikation der Krankheiten und verwandter Gesundheitsprobleme, 10)
IK	Inkongruenz(en)
IT	Informationstechnologie
LASSI	Learning and Study Strategies Inventory
PSDI	Positive Symptom Distress Index
PSI	Persönlichkeits-System-Interaktionen
PST	Positive Symptom Total
PZA	Personzentrierter Ansatz
RIAI	Regensburger Inkongruenzanalyse Inventar
s.	siehe
SCL-90-R	Symptom-Checkliste von Derogatis
TA	Transaktionsanalyse
TN	Teilnehmer
u.a.	unter anderem
VEE	Verbalisierung emotionaler Erlebnisinhalte
VP	Versuchspersonen
WHO	Weltgesundheitsorganisation
WIR	Wender-Reimherr-Interview
WURS	Wender-Utah-Rating-Scale
z.B.	zum Beispiel

Inhaltsverzeichnis

1 Einführung in das Thema 1

2 Definition der ADHS im Erwachsenenalter 3

2.1 Aufmerksamkeits- und Konzentrationsschwächen 3
2.2 Impulsivität 4
2.3 Hypermotorik und Hyperaktivität 4
2.4 Weitere relevante ADHS-Symptome 4
2.5 ADHS-spezifische Stärken 8
2.6 Komorbidität und soziale Schwierigkeiten 8

3 Diagnostik der ADHS im Erwachsenenalter 9

3.1 Systeme zur Einordnung der ADHS 9
3.2 Schwierigkeiten der ADHS-Diagnostik bei Erwachsenen 13
3.3 Bausteine der Diagnostik im Erwachsenenalter 15

4 Das modulare Behandlungskonzept der ADHS im Erwachsenenalter 19

4.1 Medikamentöse Behandlung 19
4.2 Psychotherapie 22
4.3 Coaching 24
4.4 Unterschiede zwischen Psychotherapie und ADHS-Coaching 28

5 Überblick über bisherige ADHS-Coaching- und Trainingsmodelle 31

5.1 Das Coaching-Manual von D'Amelio 31
5.2 Das Coaching-Modell von Ratey 32
5.3 Das Training von Lauth und Minsel 33
5.4 Das Konzept von Swartz, Prevatt und Proctor 34
5.5 Bewertung der Konzepte 35

6 Das ADHS-Coaching-Konzept 37

6.1 Konzeptionelle Grundlagen 37
6.2 Der Beratungsansatz 40
6.3 Die Ziele des ADHS-Coachings 42
6.4 Die Umsetzung 42
6.5 Das Beratungssetting 43
6.6 Der Sechs-Phasen-Prozess des ADHS-Coachings 44
6.7 Die symptomgeleitete Interventionsauswahl 47
6.8 Die ADHS-spezifischen Beraterkompetenzen 63

7 Anforderungen an die weitere Forschung 65

8 Anhang 77

8.1 Anhang A: Erläuterung der Fachtermini im oben genannten Text: Komorbide Störungen 78
8.2 Anhang B: Das ADHS-Modell nach Ratey 81
8.3 Anhang C: Definition von Kompetenz- und Performanzdefiziten 81
8.4 Anhang D 82
8.5 Anhang E: Coaching-Vereinbarung im Einzelcoaching 83
8.6 Anhang F: Weiterführende Informationen zum Erstgespräch 84

8.7 Anhang G: Checkliste: Regeln des konstruktiven Feedbacks 85
8.8 Anhang H: Ablauf eines Coachingprozesses nach Maurer (2009) 86
8.9 Anhang I: Fragen zur Klärung des Problemkontextes 88
8.10 Anhang J: Checkliste Aktives Zuhören – Techniken 89
8.11 Anhang K: Fragen zur Zielklärung 90
8.12 Anhang L 91
8.13 Anhang M: Weitere Informationen zur Studie zur „Wirksamkeit der Gesprächspsychotherapie in der stationären Alkoholentwöhnungsbehandlung" und entsprechende Testverfahren 93
8.14 Anhang N 94
8.15 Anhang O: Skalierungsfragen zur Bewertung der Work-Life-Balance 95
8.16 Anhang P: Erkenntnisleitende Fragen als Intervention zur Identitätsarbeit 95
8.17 Anhang Q: Informationen zum transaktionsanalytischen Konzept der Antreiberdynamiken 95
8.18 Anhang R: Vertiefende Informationen zu Studien in der Resilienzforschung 99
8.19 Anhang S: Fragen zur Emotionsregulation 99
8.20 Anhang T: Der vierohrige Empfänger 99
8.21 Anhang U: Fragen im Rahmen der Intervention des Inneren Führungsteams 100

Behandle die Leute so, als ob sie das wären, was sie sein könnten.
Und hilf ihnen, das zu werden, was sie sein könnten.

J. W. von Goethe

1 Einführung in das Thema

Bis in die 1980er Jahre hinein wurde die Aufmerksamkeitsdefizit-/Hyperaktivitätsstörung (ADHS) mit den drei Kardinalsymptomen Aufmerksamkeitsdefizit, Impulsivität und Hyperaktivität als eine Störung des Kindes- und Jugendalters angesehen. Revidiert wurde diese Ansicht zunächst durch Studien und Forschungsergebnisse in den USA, später auch in Europa aufgrund mehrerer, voneinander unabhängiger Langzeituntersuchungen. Diese wiesen nach, dass bei 78 Prozent der erkrankten Kinder und Adoleszenten die Symptomatik bis in das Erwachsenenalter andauert (Barkley & Benton, 2010; Biederman et al., 2010; Biederman, Petty & O'Connor, 2012; Klein et al., 2012). Die Persistenzrate der ADHS des Erwachsenenalters in der Bevölkerung beträgt unter Zugrundelegung der DSM-5-Kriterien 3,3 bis 5,3 Prozent (Barkley & Benton, 2010; Krause & Krause, 2014).

Somit ist belegt, dass die ADHS des Kindes- und Jugendalters bis in das Erwachsenenalter andauert und zahlreiche lebens- und arbeitsweltliche Problemthemen verursacht (Barkley, Fischer, Smallish & Fletcher, 2006; Krause & Krause, 2014). Sehr häufig leiden Menschen mit ADHS neben der oben beschriebenen Symptomtrias auch unter Defiziten im Arbeits- und Sozialverhalten, geringem Selbstwert und einer niedrigen Frustrationstoleranz sowie Belastbarkeit (Krause & Krause 2014, Rösler & Retz, 2006).

Daraus resultieren Schwierigkeiten wie Probleme des Berufs- und Alltagsmanagements, der Emotionsregulation, Konflikte und Beziehungsstörungen mit Lebenspartnern sowie Kollegen und/oder Mitarbeitern sowie Vorgesetzten am Arbeitsplatz. Arbeitsausfall oder der Verlust des Arbeitsplatzes treten als potentielle Folgen auf. Je nach Rolle und Verantwortung im Führungskontext erleben diese Menschen eine hohe Mitarbeiterfluktuation. Aus diesen Problemstellungen resultieren für die Betroffenen Belastungssituationen im arbeits- und lebensweltlichen Kontext und für die Gesellschaft hohe finanzielle Ausgaben, z. B. infolge der medikamentösen Behandlung, langwieriger Psychotherapien und Klinikaufenthalte für ADHS-Betroffene.

In der wissenschaftlichen Literatur wird bisher davon ausgegangen, dass die psychopharmakologische Medikation notwendig ist für die Behandlung der ADHS-Symptomatik; nach herrschender Auffassung soll sie durch Psychotherapie ergänzt werden (Krause & Krause, 2014; Rösler, D'Amelio, Retz, Retz-Junginger & Steinbach, 2010). Immer häufiger finden sich aber auch Hinweise darauf, dass Coaching bei der Behandlung adulter ADHS ebenfalls nachhaltige Erfolge vorweisen kann (D'Amelio, Retz, Philipsen & Rösler, 2009; Kahl, Puls, Schmid & Spiegler, 2012; Ratey, 2008). Coaching unterstützt den Klienten, in einem zu Beginn des Coachingprozesses zwischen Coach und Beauftragenden definiertem zeitlich limitierten Rahmen, bei der Analyse, Bearbeitung und Lösung arbeits- und lebensweltlicher Problemstellungen. Bisher existieren zum Themenbereich ADHS-Coaching nur wenige wissenschaftliche Untersuchungen (Krause & Krause, 2014; Stieglitz, Nyberg, Hofecker-Fallahpour, 2012). Ziel der vorliegenden Arbeit ist folglich die Entwicklung eines Coaching-Konzeptes für Adulte mit ADHS-Symptomen. In diesem Zusammenhang sind die folgenden Forschungsfragen relevant und werden im Anschluss detailliert beleuchtet:

ADHS bei Erwachsenen. http://dx.doi.org/10.1016/B978-3-437-31585-5.00001-3

1. Welche spezifischen Bestandteile bilden die Basis für ein ADHS-Coaching-Konzept?
2. Welche Interventionen sind für die Bearbeitung arbeitsweltlicher Anliegen aus anwendungsorientierter Sicht geeignet?

Die Konzeption beschäftigt sich überdies damit, welche Rolle ADHS-Coaching zukünftig im modularen Behandlungskonzept aus psychopharmakologischer Medikation und Psychotherapie einnehmen kann.

Im Anschluss an die Einleitung werden der Begriff ADHS sowie die drei Kardinalsymptome detailliert erläutert. Des Weiteren werden die Wender-Utah-Kriterien der ADHS sowie die Ressourcen und Potentiale der ADHS-Betroffenen dargelegt. Außerdem wird auf die komorbiden Störungen, die im Zusammenhang mit ADHS auftreten können, eingegangen (➤ Kap. 2). Das anschließende Kapitel konzentriert sich auf die Darstellung und kritische Bewertung der derzeit vorliegenden Klassifikationssysteme ICD-10 und DSM-5. Überdies thematisiert das Kapitel die Schwierigkeiten der Diagnostik bei Erwachsenen. Darüber hinaus werden die Bausteine der Diagnostik der adulten ADHS erörtert (➤ Kap. 3). Darauf aufbauend, befasst sich das anschließende Kapitel mit den Behandlungsmöglichkeiten der adulten ADHS. Hierzu zählen, wie erwähnt, die Medikation mit Psychopharmaka, die Psychotherapie und das Coaching. In diesem Zusammenhang wird der Begriff des Coachings hergeleitet und definiert sowie von anderen Beratungskonzepten wie Expertenberatung, Supervision, Mentoring und Training abgegrenzt. In ausführlicher Weise werden abschließend die Unterschiede zwischen Psychotherapie und Coaching im Kontext der adulten ADHS herausgearbeitet (➤ Kap. 4).

Anschließend wird ein Überblick über den derzeit vorliegenden Forschungsstand gegeben und eine detaillierte Bewertung der existierenden Coaching-Modelle vorgenommen (➤ Kap. 5). Im Hauptteil der Arbeit wird das ADHS-Konzept entwickelt und erläutert. Dabei werden der Beratungsansatz, die Ziele, das Setting, der Sechs-Phasen-Prozess, die symptomgeleitete Interventionsauswahl sowie die spezifischen Beraterkompetenzen erarbeitet (➤ Kap. 6). Abschließend werden die Grenzen dieser Konzeption reflektiert. Ein Ausblick auf den weiteren Forschungsbedarf im Bereich Coaching für Erwachsene mit ADHS-Symptomen schließt die Arbeit ab (➤ Kap. 7).

2 Definition der ADHS im Erwachsenenalter

2.1 Aufmerksamkeits- und Konzentrationsschwächen 3
2.2 Impulsivität 4
2.3 Hypermotorik und Hyperaktivität 4
2.4 Weitere relevante ADHS-Symptome 4
2.5 ADHS-spezifische Stärken 8
2.6 Komorbidität und soziale Schwierigkeiten 8

2.1 Aufmerksamkeits- und Konzentrationsschwächen

Krause und Krause (2014) betonen, dass die bei Kindern mit ADHS als typisches Symptom beschriebene kurze Aufmerksamkeitsspanne von Adulten häufig nicht so deutlich wahrgenommen oder im Diagnoseprozess angegeben wird, weil die Erwachsenen sich durch diverse Vermeidungsstrategien zum Beispiel Berufe oder Aufgabenstellungen ausgewählt haben, die eine über einen längeren Zeitraum sichergestellte Konzentration oder monotone Arbeiten nicht zwingend erfordern. Folglich wird den Betroffenen ihre Aufmerksamkeitsschwäche weniger stark bewusst.

Dennoch erleben ADHS-Betroffene am Arbeitsplatz oder in Ausbildungssituationen bzw. im Studium deutliche Schwierigkeiten bei Aufgabenstellungen, die lang anhaltende Konzentration erfordern. Sie können häufig nicht über einen längeren Zeitraum in Ruhe bestimmte Aufgabenstellungen erledigen, beachten Einzelheiten der Aufgabenstellungen nicht oder übersehen diese, neigen zu Flüchtigkeitsfehlern, können längeren Vorträgen nicht aufmerksam und fokussiert zuhören, zeigen Schwierigkeiten, Aufgaben zu finalisieren, verlieren wichtige Arbeits- oder Alltagsgegenstände und lassen sich oft durch diverse äußere Reize ablenken. Insbesondere die leichte Ablenkbarkeit stellt einen wesentlichen Problemauslöser dar, weil sie oft Anlass zu tiefgreifenden Arbeitsstörungen gibt. Die Reizoffenheit beschränkt sich nicht nur auf optische und akustische Reize, sie kann auch eine vermehrte Wahrnehmung von Gerüchen oder taktilen Reizen mit sich bringen (Krause & Krause, 2014). Gesprächspartner in Interaktionsprozessen erleben Situationen, in denen die ADHS-Betroffenen Schwierigkeiten zeigen, über einen längeren Gesprächsverlauf gleichbleibend aufmerksam und konzentriert zuzuhören. Sie deuten die mangelnde Aufmerksamkeit und Abgelenktheit häufig als Desinteresse bis hin zu Unhöflichkeit. Kommunikationsexperten sprechen in solchen Fällen oftmals von einer Verhaltensauffälligkeit, wenn die dahinter liegende ADHS nicht erkannt wird.

ADHS bei Erwachsenen. http://dx.doi.org/10.1016/B978-3-437-31585-5.00002-5

2.2 Impulsivität

Zur Impulsivität gehören nach Wender (1995) die Tendenz, Handlungen und Entscheidungen auszuführen, ohne zuvor differenziert zu reflektieren, Gespräche anderer zu unterbrechen, dabei wiederholt Interaktionspartnern ins Wort zu fallen oder Sätze der Gesprächspartner unaufgefordert zu übernehmen und zu Ende zu führen. Ein weiteres sozial belastendes Resultat der geringen Impulskontrolle ist die Neigung, übermäßig viel und schnell zu reden. Dies kann eine harmonische und ausgeglichene Kommunikation sowohl in der Arbeits- als auch in der Lebenswelt sehr belasten. Des Weiteren sind Ungeduld, niedrige Stress- und Frustrationstoleranz, emotionale Instabilität und Überreagilität, pathologisches Kaufen, Schwierigkeiten im Umgang mit Geld sowie eine erhöhte Risikofreudigkeit als Bestandteile der Impulsivität in der Literatur aufgeführt (D'Amelio et al., 2009). Darüber hinaus lassen sich Klienten mit adulter ADHS häufig durch kleine Auslöser verunsichern und destabilisieren. Diese Überreaktion auf Herausforderungen und Belastungen erschwert die Bewältigung von Problemen, weil dadurch weitere arbeits- und lebensweltliche Schwierigkeiten entstehen. So kündigen ADHS-Betroffene überdurchschnittlich häufig ihre Arbeitsstelle (Krause & Krause 2014). In einer Untersuchung mit 500 Adulten konnten Faraone et al. (2000) eine Scheidungsrate nachweisen, die im Vergleich zu einer in Bezug auf Geschlecht und Alter identischen Kontrollgruppe fast doppelt so hoch war: Sie lag bei nahezu 28 Prozent im Gegensatz zu 14 Prozent in der Kontrollgruppe.

2.3 Hypermotorik und Hyperaktivität

Während die Hyperaktivität und -motorik im Kindes- und Jugendalter durch äußere Unruhe und die sogenannte Zappeligkeit offenkundig wird und diese Altersgruppen auch feinmotorische Schwierigkeiten aufzeigen, macht sich diese Symptomik im Erwachsenenalter eher als innere Unruhe und Nervosität bemerkbar (Barkley, Murphy, Fischer, 2008). Es fällt Betroffenen schwer, über einen längeren Zeitraum still zu sitzen. Zudem zeigen die Adulten mit ADHS deutliche Probleme, sich zu entspannen. Sie lindern ihre Symptome durch intensive sportliche Betätigung. Fitnessclubs werden in der Regel aufgrund der zahlreichen anderen anwesenden Menschen vermieden, das Laufen in der freien Natur wird bevorzugt. Typisch für die adulte ADHS sind ständiges Fingertrommeln oder das Wippen mit den Füßen (Wender, 1995). Es ist nachvollziehbar, dass ein starkes Bewegungsbedürfnis und das stetige Gefühl des Getriebenseins nicht nur subjektiv einen hohen Leidensdruck mit sich bringen können, sondern auch mit beruflichen Schwierigkeiten verbunden sind. Die Betroffenen empfinden es z. B. häufig als quälend, Arbeiten auszuüben, bei denen sie über einen langen Zeitraum an einem fest definierten Arbeitsplatz sitzen müssen. Daher suchen sich viele Menschen mit ADHS-Symptomen berufliche Aufgaben, die Bewegung während der Arbeit zulassen.
Es ist zu konstatieren, dass bei Frauen die Hypermotorik in zahlreichen Fällen fehlt. Sie zeigen eher Symptome wie Langsamkeit, Verträumtheit oder sogar Bewegungsarmut.

2.4 Weitere relevante ADHS-Symptome

„Die Problematik der oben dargestellten ADHS inhärenten Symptomatik macht deutlich, dass eine Reihe von spezifischen Phänomenen existieren, die über die Trias mit Unaufmerksamkeit, Hyperaktivität und Impulsivität hinausgehen und bei der Exploration untersucht werden müssen“

(Rösler, von Gontard, Retz & Freitag, 2010, S. 66). Wender (1995) fügte zu den Kardinalsymptomen der Aufmerksamkeitsstörung, motorischen Hyperaktivität und Impulsivität, die in allen Lebensabschnitten als die Kernsymptomatik gilt, zwei weitere Symptom-Cluster hinzu, die für Adulte mit ADHS-Symptomen typisch sind. Dazu zählen erstens Schwächen der Koordination und Aufrechterhaltung der Fokussierungsfähigkeit. Hier erwähnt Wender (1995) insbesondere die Desorganisation und Stressüberempfindlichkeit. Des Weiteren benennt Wender (1995) das zweite Symptom-Cluster, bestehend aus der Affektregulation und Handlungskontrolle. Dazu zählen Stimmungsinstabilität, Temperament, Impulsivität und Überaktivität (et al., 2011).

Die von Wender definierten Symptomschwerpunkte werden als Wender-Utah-Kriterien bezeichnet und umfassen die sieben Bereiche:

1. Aufmerksamkeitsstörung bei fehlender Stimulation
2. Hyperaktivität (z. B. Innere Ruhe oder Nervosität)
3. Affektlabilität
4. Desorganisiertes Verhalten
5. Gestörte Affektkontrolle
6. Impulsivität
7. Emotionale Überreagibilität

(modifiziert nach Ebert, Krause & Roth-Sackenheim [2003] und der deutschen Gesellschaft für Psychiatrie, Psychotherapie, Psychosomatik und Nervenheilkunde [DGPPN]).

Die Diagnose ADHS wird nach den Utah-Kriterien gestellt, wenn (1) die Aufmerksamkeitsstörung bei fehlender Stimulation und (2) die Hyperaktivität (z. B. Innere Ruhe oder Nervosität) sowie zwei Kriterien aus (3) bis (7) vorliegen.

Im Folgenden werden die Symptombereiche, Affektlabilität und -kontrolle, emotionale Überreagibilität und Desorganisation detailliert dargelegt (Wender, 1995; Reimherr, Williams, Strong, Mestas, Soni & Merchant, 2007).

Die sogenannte Affektlabilität zeigt sich bei Menschen mit ADHS-Symptomen in stark und temporär wechselnden Stimmungsschwankungen zwischen Euphorie und Niedergeschlagenheit, die plötzlich und reaktiv erfolgen können (Wender, 1995). Die niedergeschlagene Stimmung wird von den Betroffenen oft als Unzufriedenheit und Langeweile wahrgenommen und verbalisiert. Die Affektlabilität und die damit verbundenen emotionalen Schwankungen können auch eine wechselnde Leistungsfähigkeit verursachen. In der Literatur wird folgender Zusammenhang skizziert: Befindet sich ein ADHS-Betroffener in guter seelischer Verfassung, hat er eine starke Motivation und kann extrem hohe Leistungen erbringen. Aufgrund mangelnder Reflexion kann die hohe Leistungsbereitschaft jedoch schnell zu einer Selbstüberschätzung und -überforderung führen. Häufig engagieren sich Betroffene mit ADHS für andere „ohne Rücksicht auf die eigenen Bedürfnisse und Möglichkeiten. So werden wieder und wieder Zusagen gemacht, obwohl der […] Verstand sagen müsste, dass es nicht zu schaffen ist. Die Verpflichtungen türmen sich auf, bis sie wie ein Kartenhaus zusammenbrechen“ (Beerwerth, 2007, S. 87). In diesem Fall reagiert der Betroffene auf die erlebte Überforderung mit Erschöpfungszuständen, Scheiterungsgedanken und Stimmungstiefs, die durch die geringe Frustrationstoleranz verstärkt werden. Als Folge entwickeln die Betroffenen häufig ein vermindertes Selbstwertgefühl und die Überzeugung, nicht viel leisten zu können (Rösler et al., 2010).

Nicht nur die Interaktion mit anderen wird durch die Labilität in der emotionalen Selbststeuerung erschwert. In Phasen der Niedergeschlagenheit zeigen Personen mit ADHS-Symptomen tendenziell auch Verhaltensweisen mit starker Risikoaffinität, wodurch sie häufig nicht nur andere sondern auch sich selbst gefährden. So ist bei motorischen Aktivitäten wie z. B. Auto- oder Fahrradfahren häufig die Einschätzung von Gefahren unterentwickelt. Beim Autofahren kommt es z. B. zu einer erhöhten Unfallquote von Menschen mit ADHS (Thompson, Molina, Pelham & Gnagy, 2007). Des Weiteren neigen Betroffene mit ADHS-Symptomen dazu, ihre Risikoaffinität in Extremsportarten sowie im Missbrauch von Alkohol und Drogen auszuüben (Kahl et al., 2012).

Die reduzierte Affektkontrolle scheint ein besonders relevantes Kriterium der adulten ADHS darzustellen. Sie äußert sich bei Menschen mit ADHS-Symptomen in einer niedrigen Frustrationstoleranz, erhöhter Reizbarkeit und folglich häufig auftretenden starken emotionalen Ausbrüchen. Auffällig ist, dass die emotionalen Ausbrüche nur kurz andauern und sich der Betreffende danach schnell wieder beruhigt (Baer & Kirsch, 2010). Bisweilen paaren sich aggressive emotionale Ausbrüche in Anspannungsphasen mit liebevoller Fürsorglichkeit in Entspannungssituationen, was den Betroffenen trotz ihres reduzierten Emotionsmanagements die Toleranz und das Wohlwollen der Partner im sozialen Kontext ermöglicht. So werden diesen Menschen scheinbar häufiger Ausnahmeregeln für ihr Sozialverhalten eingeräumt als anderen (Krause & Krause, 2014).

Die emotionale Überreagibilität, auch als Stressintoleranz bezeichnet, steht in engem Zusammenhang mit der Affektlabilität. Betroffene zeigen verminderte Belastbarkeit und Resilienz, womit eine Widerstandsfähigkeit gegen Stress gemeint ist. Sie erleben alltägliche Eindrücke, Geräusche und Sinneswahrnehmungen tendenziell als Belastung bis hin zur Überforderung. So vermeiden Menschen mit ADHS-Symptomen in der Regel gern Menschenmassen. In ihrem Interesse an stets Neuem neigen die Betroffenen dazu, zu viele Aufgaben gleichzeitig als herausfordernd zu empfinden und sich aufgrund ihrer Fokussierungsschwäche damit zu überfordern. In solchen Situation erleben sie aufgrund ihrer herabgesetzten Belastbarkeit und Frustrationstoleranz häufig emotionalen Kontrollverlust, Angst oder Verwirrtheit (Kahl et al., 2012).

Außerdem zeichnet sich die adulte ADHS bei den Betroffenen durch soziale Ängstlichkeit aus (Barkley, 2006). Betroffene verfügen tendenziell über schlechtere Copingstrategien. Damit sind Maßnahmen gemeint, mit denen sich Stress und negative Emotionen bei der Bewältigung von Problemen und Hindernissen im Rahmen der Zielerreichung reduzieren lassen. Zudem schreiben sich Betroffene geringere soziale Fähigkeiten zu als Kontrollpersonen.

Die Desorganisation äußert sich in Unordnung und chaotischer Lebens- und Arbeitsführung. Aufgrund der Reizoffenheit und Ablenkbarkeit gelingt Adulten mit ADHS-Symptomen das Selbstmanagement nur in eher geringem Maß. Daher fällt es den Betroffenen häufig schwer, sich zu strukturieren, selbst zu steuern und das Leben zu organisieren. Im arbeitsweltlichen Anforderungskontext werden Probleme bei der Selbstorganisation, beim Priorisieren sowie beim Planen und Fertigstellen von Arbeiten sowie im Zeitmanagement beobachtet. Zudem zeigen die Betroffenen tendenziell Unordnung am Arbeitsplatz oder in ihrer Wohnung. Es fehlen ihnen häufig konstruktive, zielorientierte Problemlösungsstrategien sowie Kompetenzen im Selbstmanagement. Darunter leidet der Erfolg am Arbeitsplatz (D'Amelio et al., 2009).

Die im Folgenden aufgeführte Tabelle 2.1 fasst die Funktionsbereiche zusammen und legt anhand arbeitsweltlich relevanter Beispiele typische Symptome dar, die von Adulten mit ADHS genannt werden.

Tab. 2.1 Relevante Funktionsbereiche bei Adulten mit ADHS Symptomen und typische von ihnen erwähnte Problemstellungen

	Symptome im Erwachsenenalter
Funktionsbereich: Koordination und Aufrechterhalten der Aufmerksamkeit	
Aufmerksamkeitsstörung	**Beispiel interpersoneller Bereich:** scheinbares Nicht-Zuhören („Du nimmst mich nicht ernst.") leichte Ablenkbarkeit **Beispiel Beruf:** Vermeidung von „Routinetätigkeit" (Berichte schreiben) durch Tagträumen, Kaffeepausen usw. adaptives Verhalten: berufliche Nische, Struktur von außen (Sekretärin)
Desorganisation	**Beispiel Zeitmanagement:** Probleme bei Pünktlichkeit, Abgabefristen, Terminkoordination **Beispiel: Organisationsmanagement:** Probleme bei der Priorisierung und systematischen Erledigung von Aufgaben Schwierigkeiten, Aufgaben zu beginnen, zu Ende zu bringen, zu anderen Aufgaben zu wechseln, wenn erforderlich
Stressüberempfindlichkeit	**Beispiel Familie:** Geräuschüberempfindlichkeit mangelnde Frustrationstoleranz Gefühl der Überforderung, Wutanfälle **Beispiel Straßenverkehr:** Gereiztheit im Umgang mit anderen Verkehrsteilnehmern
Funktionsbereich: Affektregulation und Handlungskontrolle	
Stimmungsinstabilität	**Beispiel Alltagsleben:** rascher Wechsel zwischen niedergeschlagener Stimmung und Erregung situationsabhängige emotionale Reagibilität mit rasch einsetzender Langeweile und Unzufriedenheit
Affektkontrolle und Temperament	**Beispiel Alltagsleben:** Wutausbrüche aus geringem Anlass anhaltende Reizbarkeit bei Frustration rasch einsetzendes Gefühl von Hilflosigkeit
Impulsivität	**Beispiel Ausbildung und Beruf:** häufiger Wechsel der Ausbildungsstelle oder des Arbeitsplatzes Konfrontation mit Vorgesetzten **Beispiel Partnerschaft:** Ungeduld riskantes Sexualverhalten häufige Beziehungsabbrüche
Motorische Hyperaktivität	**Beispiel Alltagsverhalten:** Gefühl „innerer Unruhe" Unfähigkeit, sich zu entspannen oder still zu sitzen Trommeln mit den Fingern, Wippen mit den Füßen **Beispiel risikoreiches Verhalten:** schnelles Autofahren Risikosportarten

(Quelle: Kahl, G., Puls, H., Schmid, G., Spiegler, J. (2012) Praxishandbuch ADHS. Diagnostik und Therapie für alle Altersstufen. Stuttgart: Thieme.)

2.5 ADHS-spezifische Stärken

Ratey (2008) führt aus, dass die Fähigkeit zu divergentem Denken, der große Ideenreichtum und die Fähigkeit zum Multi-Tasking in vielen Berufen zu großen Leistungen befähigen kann. „Als Beispiele werden von Hallowell und Ratey (1998) Wolfgang Amadeus Mozart, Albert Einstein, Edgar Allan Poe, George Bernhard Shaw, Salvador Dali, Thomas Edison und Abraham Lincoln angeführt" (Krause & Krause, 2014, S. 78). Außerdem zeigen Adulte mit ADHS eine überdurchschnittlich starke Energie bei der Bearbeitung der Themen, die sie besonders interessieren. Hier manifestiert sich die Ressource, ein Thema hyperfokussiert zu vertiefen und zu bearbeiten. Auf diese Weise können sich diese Menschen schnell zu ausgeprägten Spezialisten in einem Fachbereich entwickeln.

Neben einem hohen Maß an Kreativität und Phantasie verfügen Adulte mit ADHS über eine rasche Auffassungsgabe und Flexibilität. Auch können sie problemlos andere strukturieren. „Viele ADSler sind bereit und in der Lage, für andere Dinge zu tun, die sie für sich selber nie schaffen würden" (Beerwerth, 2013, S. 72). Somit können sie im Rahmen des Team-Coachings Kollegen bzw. Mitbetroffenen zur Seite stehen. Weitere Informationen finden sich hierzu auch in Kapitel 6 (➤ Kap. 6.5).

Abschließend lässt sich festhalten, dass es sich für Menschen mit ADHS-Symptomatik als besonders bedeutsam erweist, Arbeitsgebiete zu finden, in denen sie ihre besonderen Ressourcen zielgerichtet einsetzen und nutzen können, um ihre Defizite im Selbstmanagement und in der Organisation zu kompensieren.

2.6 Komorbidität und soziale Schwierigkeiten

Unter dem Begriff der Komorbidität, der in der Epidemiologie erst zu Beginn der 70er Jahre geprägt wurde und das gleichzeitige Auftreten mehrerer Krankheiten bezeichnet, werden in der Literatur im Kontext der ADHS eigenständige psychische oder psychosomatische Erkrankungen oder Störungsbilder definiert, die zusätzlich oder als Folge der ADHS auftreten können; es kann sich aber auch um Störungsbilder handeln, die neben der ADHS existieren und andere Ursachen aufweisen, so dass eine Kombinationsdiagnose die Regel ist (Krause & Krause, 2014). Für die Behandlung „der adulten ADHS ist von spezieller Bedeutung, dass sie [...] nur selten als isolierte Störung auftritt" (D'Amelio et al., 2009, S. 7). Nach D'Amelio (2009) zeigen mehr als zwei Drittel der adulten ADHS-Betroffenen weitere psychische Leiden wie Major Depression, Dysthymia, bipolare Störung, Drogenmissbrauch und Alkoholismus, Cannabismissbrauch bzw. -abhängigkeit, antisoziale bzw. emotional instabile Persönlichkeitsstörungen sowie Angst-, Zwangsstörungen und affektive Erkrankungen.

Zu den weiteren komorbiden Störungen zählen vor allem oppositionelle Verhaltensstörungen, depressive Störungen, Borderline-, Tic-, Lernstörungen und Leistungsdefizite, Sprech- und Sprachstörungen sowie Beziehungsprobleme (Bundesärztekammer, 2005; Rösler et al., 2010; Krause & Krause, 2014). Diese treten gemeinsam mit ADHS auf und sorgen nicht nur für eine erschwerte Diagnostik, sondern auch für zusätzliche Belastung und Leidensdruck bei den Betroffenen (Rösler et al., 2010). Klienten mit einer eher schwachen Ausprägung der ADHS zeigen mit geringerer Wahrscheinlichkeit Komorbiditäten als Patienten mit starker Ausprägung der Symptomatik (Rösler et al., 2010). Vertiefende Erläuterungen der komorbiden Störungen finden sich unter ➤ A-A.

3 Diagnostik der ADHS im Erwachsenenalter

3.1 Systeme zur Einordnung der ADHS 9
3.2 Schwierigkeiten der ADHS-Diagnostik bei Erwachsenen 13
3.2.1 Schwierigkeiten aufgrund der Klassifikationssysteme 13
3.2.2 Schwierigkeiten aufgrund der subjektiven Wahrnehmung der Patienten 14
3.2.3 Schwierigkeiten aufgrund der eingesetzten Instrumente 14
3.3 Bausteine der Diagnostik im Erwachsenenalter 15
3.3.1 Verfahren zur klinischen Diagnostik der ADHS im Erwachsenenalter 15

3.1 Systeme zur Einordnung der ADHS

Die deutsche Gesellschaft für Psychiatrie, Psychotherapie und Nervenheilkunde (DGPPN) hat eine Leitlinie zur Diagnostik der ADHS festgeschrieben, die die Bedingungen für die Diagnosestellung der adulten ADHS umfasst, um eine Basis für eine valide Diagnose und die entsprechende Therapie der ADHS zu definieren. Gemäß dieser Leitlinie zählt zu den Bedingungen für die Diagnosestellung ADHS, dass sowohl im adulten wie im Kindes- und Jugendalter die Kriterien für ADHS erfüllt sind oder waren. Neben den Wender-Utah-Kriterien existieren weitere Kriterien für ADHS, die in speziellen Klassifikationssystemen aufgeführt sind. Demnach erfolgt die Diagnose einer ADHS entweder nach ICD-10 (Stieglitz, Nyberg & Hofecker-Fallahpour, 2012) oder DSM-5 (Krause & Krause, 2014). Die beiden Diagnosesysteme differieren in Bezug auf die einzelnen Kriterien kaum, unterscheiden sich allerdings in der Auswertung dieser Kriterien. Beide Klassifikationssysteme dienen der Definition von Störungen oder Krankheiten und beinhalten entsprechende für die Diagnose der jeweiligen Krankheit oder Störung relevanten Kriterienkataloge.
Die ICD-10 ist ein internationales Klassifikationssystem der Vereinten Nationen und liegt zurzeit in der 10. revidierten Fassung vor. Sie setzt im Gegensatz zur DSM-5 interkulturelle Schwerpunkte und ist auch anwendbar für die Diagnostik in der Dritten Welt. Das Klassifikationssystem DSM-5 stellt hingegen ein nationales Klassifikationssystem der USA dar. Da es genauere diagnostische Kriterien als die ICD-10 umfasst, ist es das am meisten eingesetzte Klassifikationssystem für psychische Störungen. Nach ICD-10 liegt eine ADHS vor, wenn sechs von neun Symptomen aus dem Bereich Unaufmerksamkeit, drei von fünf Symptomen aus dem Bereich Hyperaktivität und eines von vier Symptomen aus dem Bereich Impulsivität vorliegen. Wichtig ist dabei das Alter der Erstmanifestation: Um eine ADHS zu diagnostizieren, müssen die Symptome vor dem Eintritt des siebten Lebensjahres wahrnehmbar gewesen sein. Als weitere Bedingung für die Diagnoseerstellung gilt: Die mit der Störung verbundenen Belastungen und Beeinträchtigungen im sozialen, schulischen oder beruflichen Leben müssen erhebliche negative Auswirkungen auf die Funktions-, Interaktions- und Anschlussfähigkeit des jeweiligen Betroffenen auslösen.

ADHS bei Erwachsenen. http://dx.doi.org/10.1016/B978-3-437-31585-5.00003-7

Tab. 3.1 Diagnostische Kriterien der ADHS in der ICD-10 (Forschungskriterien, gekürzt)

Unaufmerksamkeit	Unaufmerksam gegenüber Details Schwierigkeiten, Aufmerksamkeit aufrechtzuerhalten Hört scheinbar nicht zu Kann Erklärungen nicht folgen, Pflichten nicht erfüllen Hat Probleme, zu organisieren Vermeidet Aufgaben, die geistiges Durchhaltevermögen verlangen Verliert Dinge Häufig abgelenkt Vergesslich im Alltag
Überaktivität	Unruhig mit Händen und Füßen Kann nicht sitzen bleiben Läuft häufig herum Laut bei Aktivitäten Exzessive motorische Aktivitäten
Impulsivität	Platzt mit Antwort heraus Kann schlecht warten Unterbricht und stört andere Redet exzessiv

(Quelle: Kahl et al., 2011, S. 4)

Tab. 3.2 Kriterien des Aufmerksamkeitsdefizits nach DSM-5

Symptome des Aufmerksamkeitsdefizits	**Symptomwandel im Erwachsenenalter**
Beachtet häufig Einzelheiten nicht oder macht Flüchtigkeitsfehler bei den Schularbeiten, bei der Arbeit oder bei anderen Tätigkeiten.	Mangelnde Konzentration beim Durchlesen schriftlich fixierter Aufgaben und Arbeitsanweisungen; bei mündlicher Auftragserteilung Unfähigkeit, so lange konzentriert zu bleiben, bis die Handlungsanweisung verinnerlicht ist.
Hat oft Schwierigkeiten, längere Zeit die Aufmerksamkeit bei Aufgaben oder beim Spielen aufrechtzuerhalten.	Subjektiv langweilige Aufgaben wie Routinearbeiten am Arbeitsplatz, regelmäßige Arbeitsabläufe oder uninteressant erscheinende Aufträge lösen eine erhöhte Ablenkbarkeit aus und führen damit zum Wechsel der Tätigkeit; wichtige und unwichtige Dinge sind gleichranging.
Scheint häufig nicht zuzuhören, wenn Andere ihn/sie ansprechen.	Erwachsene sind häufig mit eigenen Gedanken beschäftigt, oft noch von Vorkommnissen beeindruckt, bei denen scheinbar etwas schlecht gelungen ist und haben deshalb kein Ohr für die Umgebung.
Führt häufig Anweisungen anderer nicht vollständig durch und kann Schularbeiten, andere Arbeiten oder Pflichten am Arbeitsplatz nicht zu Ende bringen.	Erwachsene erfassen die Aufgabenstellung nur unvollständig und fühlen sich schnell von zu erledigender Arbeit überfordert; weil keine Gliederung der Arbeit vorgenommen werden kann, wechseln sie zu anderer „interessant" erscheinenden Tätigkeit.
Hat häufig Schwierigkeiten, Aufgaben und Aktivitäten zu organisieren.	Mangelhafter Überblick bei der Organisation von Arbeiten, wichtig und unwichtig werden bei der Planung von Arbeitsabläufen nicht beachtet.

Tab. 3.2 Kriterien des Aufmerksamkeitsdefizits nach DSM-5 (Forts.)

Vermeidet häufig, hat eine Abneigung gegen oder beschäftigt sich häufig nur widerwillig mit Aufgaben, die länger andauernde geistige Anstrengung erfordern.	Mangelnde Fähigkeit zu Gliederung von Arbeitsabläufen führt zu schnell eintretenden Überforderungsgefühlen, häufiger Stimmungswechsel verhindert konstante Arbeitsleistung, dies bedingt eine oft zu beobachtende Selbstentwertung.
Verliert häufig Gegenstände, die er/sie für Aufgaben und Aktivitäten benötigte.	Unfähigkeit, sich an Handlungen zurück zu erinnern (zum Beispiel: Wo habe ich meinen Schlüssel abgelegt?) bei starker Reizoffenheit; Verlust der Fähigkeit geplant vorzugehen, keine Erinnerung an Ausgangssituation, damit verbunden der Eindruck, sich ständig in einer unvorhergesehenen Situation zu befinden.
Lässt sich öfter durch äußere Reize leicht ablenken.	Ablenkbarkeit bei großer Reizoffenheit durch schlecht steuerbare Konzentration und Fokussierung auf die Gesprächs- oder Arbeitssituation.
Ist bei Alltagstätigkeiten häufig vergesslich.	Häufig vorhandenes Gefühl, an vorzeitigem „Alzheimer" zu leiden, weil der Tagesablauf als eine Aneinanderreihung von unvorhersehbaren Ereignissen wahrgenommen wird und damit die eigentlich geplante Vorhaben in Vergessenheit geraten.

(Quelle: Krause & Krause, 2014, S. 60)

Tab. 3.3 Kriterien der Hyperaktivität und Impulsivität nach DSM-5

Symptome des Aufmerksamkeitsdefizits	Symptomwandel im Erwachsenenalter
Zappelt häufig mit Händen oder Füßen oder rutscht auf dem Stuhl herum.	Erwachsene wippen mit den Füßen, lassen häufig das ganze Bein zittern, Trommeln mit den Fingern auf Tischplatten oder Armlehnen von Stühlen, gelegentlich verknoten sie ihre Beine oder schlingen sie um Stuhlbeine, um die motorische Unruhe zu kontrollieren, sie schlagen beim Sitzen ein Bein unter und haben oft Problem mit Nägelkauen.
Steht in der Klasse oder in anderen Situationen, in denen Sitzenbleiben erwartet wird, häufig auf.	Erwachsene vermeiden Langstreckenflüge, weil sie die erzwungene körperliche Ruhe nicht ertragen; Restaurant-, Theater- und Kinobesuche führen zu großer innerer Anspannung, weil wenig Gelegenheit zu Bewegung existiert.
Läuft häufig herum oder klettert exzessiv in Situationen, in denen dies unpassend ist (bei Jugendlichen oder Erwachsenen kann dies auf ein subjektives Unruhegefühl beschränkt bleiben).	Erwachsene lieben Berufe mit der Möglichkeit sich zu bewegen; sie sind häufig in Außendienstpositionen mit wechselnden Gesprächspartnern oder Orten zu finden, sie verzichten ungern auf ihr Handy, sie brauchen viele Reizquellen.
Hat häufig Schwierigkeiten, ruhig zu spielen oder sich mit Freizeitaktivitäten ruhig zu beschäftigen.	Erwachsene treiben gerne Sportarten, die mit Risiko verbunden sind, wie Drachenfliegen, Bungee-Jumping oder Motorradfahren; die extreme Reizsituation führt zu einer intensiven Konzentrationsleistung, was von den Betroffenen als angenehm erlebt wird.

Tab. 3.3 Kriterien der Hyperaktivität und Impulsivität nach DSM-5 (Forts.)

Symptome des Aufmerksamkeitsdefizits	**Symptomwandel im Erwachsenenalter**
Ist häufig auf „Achse" oder handelt oftmals, als wäre er/sie „getrieben".	Hektisches Rennen vermittelt ein Gefühl von Lebendigkeit, daraus resultiert der Versuch, ständig mehrere Arbeiten gleichzeitig zu bewältigen; das Hasten von Arbeit zu Arbeit entlastet von starker innerer Unruhe.
Redet häufig übermäßig viel.	Die Sprechweise ist oft schnell und undeutlich, wird von der Umgebung häufiger als aggressiv erlebt, Gesprächspartner kommen kaum zu Wort, da der Betroffene schnell auf ein Thema hyperfokussiert ist. „Smalltalk" wird als langweilig empfunden.
Platzt häufig mit den Antworten heraus, bevor die Frage zu Ende gestellt ist.	Die überbordenden Ideen müssen schnell formuliert werden, bevor sie vergessen sind, es fehlt wie bei Kindern das „Stop-Listen-Go".
Kann nur schwer warten, bis er/sie an der Reihe ist.	Die andauernde innere Spannung äußert sich in Ungeduld gegenüber der „Langsamkeit" anderer. Betroffene Mütter leiden unter der langsamen Auffassungsgabe ihrer Kinder bei den Hausaufgaben; Schlangestehen oder Stau beim Autofahren führen zu aggressiven Verhaltensweisen.
Unterbricht und stört andere häufig (platzt z. B. in Gespräche anderer hinein).	Mischt sich ungefragt in Gespräche ein. Wenn ein Betroffener selbst nicht handeln soll, kommt in ihm schnell eine innere Unruhe auf, die ihn dazu verleitet, die Arbeit selbst zu übernehmen. Beispiel: die tüchtige Mutter, deren Tochter keine Chance erhält, eigene Fertigkeiten zu entwickeln.

(Quelle: Krause & Krause, 2014, S. 61 f.)

Wie sich den oben aufgeführten Tabellen entnehmen lässt, ist die Kategorisierung des DSM-5 im Gegensatz zur ICD-10 weniger eng gefasst. Hier werden Impulsivität und Hyperaktivität zusammengefasst und dem Bereich Unaufmerksamkeit als unabhängige Dimension gegenübergestellt. Gemäß DSM-5 müssen fünf oder mehr von neun Symptomen der Unaufmerksamkeit und/oder fünf oder mehr der neun Kriterien von Hyperaktivität und Impulsivität während der letzten Monate kontinuierlich in einem den üblichen Entwicklungsstand des Betroffenen übersteigenden Ausmaß vorhanden gewesen sein, um als Bedingung dafür zu gelten, dass eine ADHS diagnostiziert werden kann (Krause & Krause, 2014). Außerdem wird der Ausschluss gefordert, dass Symptome durch eine andere psychische Störung besser zu erklären sind.
In diesem Zusammenhang sei erwähnt, dass die Wender-Utah-Kriterien, die bei der ADHS tendenziell ausgeprägten Stimmungsschwankungen wesentlich stärker in Betracht ziehen, als die Klassifikationssysteme ICD-10 oder DSM-V.
Die oben angefügten Tabellen umfassen Beispiele für die bei Erwachsenen zu erwartenden Symptome im Bereich des Aufmerksamkeitsdefizits sowie der Hyperaktivität und Impulsivität.

3.2 Schwierigkeiten der ADHS-Diagnostik bei Erwachsenen

Im Folgenden werden die Schwierigkeiten, die im Kontext der ADHS-Diagnose entstehen, dargelegt. Sie resultieren u. a. aus den Eigenschaften der Klassifikationssysteme, aus den Instrumenten der ADHS-Diagnostik sowie aus der Subjektivität des Erlebens der diagnostizierten Erwachsenen.

3.2.1 Schwierigkeiten aufgrund der Klassifikationssysteme

Weder im DSM-5 noch im ICD-10 existieren spezifische Kriterien für die Diagnostik der adulten ADHS, weil in beiden Klassifikationssystemen vor allem die kinder- und jugendpsychiatrische ADHS in Betracht gezogen wird. „Für beide Systeme gilt, dass es keine speziellen Kriterien für Erwachsene gibt“ (D'Amelio et al., 2009, S. 52). Demzufolge können Reliabilität und Validität jeweils nur für das Kindesalter als gesichert betrachtet werden.

Da Adoleszente mit ADHS ähnliche neuropsychologische Defizite zeigen wie im Kindesalter, wurden unterschiedliche Versuche angestrebt, um Klassifikationskriterien für das Erwachsenenalter zu definieren. Die Angemessenheit der meisten diagnostischen Kriterien für Erwachsene ist fraglich. So ist nach Stieglitz et al. (2012) die Schwelle für die Diagnose im Erwachsenenalter zu hoch, und die Definition von „Beeinträchtigung“ bleibt offen. Hallowell und Ratey (2003) sowie Wender (2002) beschrieben spezifische Symptome der adulten ADHS, die in den Klassifikationssystemen aufgeführten Klassifikationskriterien wurden umformuliert und auf die Symptome von Erwachsenen zugeschnitten (Krause & Krause, 2014). Die drei Kardinalsymptome Unaufmerksamkeit, Hyperaktivität und Impulsivität wurden ergänzt um die Aspekte Selbstwertgefühl, Stimmungsschwankungen, Selbstbild und Depression, auch das subjektive Erleben der betroffenen Erwachsenen wurde für die Diagnose genutzt.

Außerdem wurde das Erstmanifestationsalter der ADHS in der aktuellen Fassung des DSM-5 auf zwölf Jahre heraufgesetzt (Tannock, 2013), denn ein Beginn mit sieben Jahren, wie es das DSM-IV noch vorsah, wurde in der Wissenschaft als zu restriktiv bezeichnet (Todd, Campbell, Meyer & Horner, 2008; Krause & Krause, 2014). Diese Änderung erfolgte auch in Anlehnung an eine Studie von Kessler et al. (2005). In dieser retrospektiven Studie war nur bei 50 Prozent der betroffenen Erwachsenen eine Erkrankung vor dem 7. Lebensjahr zu konstatieren, bei einem Beginn vor dem 12. Lebensjahr wurden 95 Prozent der Patienten erfasst. In Bezug auf die Symptomatik der Unaufmerksamkeit wird mittlerweile ein Heraufsetzen auf 14 Jahre empfohlen (Tannock, 2013). Buitelaar (2011) empfiehlt eine Altersgrenze bei 15 Jahren.

Ein weiterer Kritikpunkt an beiden Klassifikationssystemen ist, dass sie keine geschlechtsspezifische Unterscheidung vornehmen. So kann die ADHS bei Erwachsenen verschiedenen Geschlechts sehr unterschiedlich verlaufen. Zu erwähnen sei, dass die hypoaktiven Betroffenen wie zum Beispiel die ehemals verträumten ruhigen Mädchen und jungen Frauen über die Klassifikationssysteme nicht erfasst werden (Krause & Krause, 2014). Trotz der oben aufgeführten Kritikpunkte wird die Eignung der Verfahren für Erwachsene in der Praxis nicht mehr hinterfragt, sondern vorausgesetzt (Rösler et al., 2010).

Darüber hinaus ist kritisch anzumerken, dass die diagnostischen Kriterien beider Klassifizierungssysteme nicht exklusiv und in der Mehrzahl unspezifisch sind, so etwa beim Symptom Aufmerksamkeit. Grundsätzlich ist festzustellen, dass „ADHS im Erwachsenenalter ausschließlich mit

Symptomen der Unaufmerksamkeit, Impulsivität und Hyperaktivität [...] relativ selten" (Rösler et al., 2010) auftritt. Meist werden weitere Phänomene registriert, die dem psychologischen Spektrum der ADHS angehören und Komorbiditäten zuzuordnen sind. Abschließend sei bemerkt, dass „nicht in allen Fällen die Natur der Zusammenhänge ausreichend geklärt ist und noch reichlich Bedarf für entsprechende Forschung" (Freitag et al., 2010, S. 69) existiert.

3.2.2 Schwierigkeiten aufgrund der subjektiven Wahrnehmung der Patienten

Bei Erwachsenen werden im Gegensatz zu Kindern und Jugendlichen zur Diagnose von ADHS auch Selbstbeurteilungsverfahren verwendet. Diese sind aufgrund der Problematik retrospektiver Angaben oder Urteilsverfälschungen jedoch nur bedingt einsetzbar. Denn die Rekonstruktion der Kindheit unterliegt bisweilen Umdeutungen im Rahmen des Erinnerungsvermögens (Miller, Newcorn & Halperin, 2010). Hinzu kommt, dass man im Erwachsenenalter gewöhnlich nicht immer die Eltern mit in die Befragung einbeziehen kann. Ein Befragen des Arbeitgebers würde zusätzliche arbeitsweltliche Probleme auslösen. Die Fremdanamnese durch den Lebenspartner ist subjektiv gefärbt. Es sei erwähnt, dass ein Verwechslungsrisiko bei der Diagnosestellung aufgrund möglicher Komorbiditäten (➤ Kap. 2.6) ebenfalls existiert (D'Amelio et al., 2009). Besondere Problematiken entstehen aufgrund der Tatsache, dass Erwachsene an körperlichen Erkrankungen leiden, die ADHS-ähnliche Symptome hervorrufen, wie z. B. Hypo- oder Hyperthyreose, Diabetes oder bestimmte Herzprobleme (Krause & Krause, 2014). Folglich gestaltet sich die Differenzierung als schwierig. Die Erfassung der mit der Störung assoziierten beruflichen Beeinträchtigung stellt sich im Erwachsenenalter ebenfalls als schwieriger dar, da sich die Problemthemen vor allem im arbeitsweltlichen Kontext unterschiedlich manifestieren. Oft finden die Menschen in ihren beruflichen Kontexten eine Nische, in der sich die Symptomatik weniger zeigt (Baer & Kirsch, 2010).
Relevante Faktoren, welche die Diagnose der adoleszenten ADHS zudem beeinflussen können, sind Intelligenz, Sprachverständnis und Introspektionsfähigkeit. Auch kognitive Aspekte wie Motivation und Bereitschaft gehören dazu. So neigen Patienten, die nicht aus Eigenmotivation kommen, zur Bagatellisierung oder Verzerrung der Symptome. Zur Einschätzung der Richtigkeit von Aussagen bedarf es vorab einer Klärung, wie der Patient zu seinem eigenen Befinden steht (Stieglitz et al., 2012). Da viele Betroffene schon seit Kindesalter unter ADHS leiden, nehmen sie die Symptomatik oft als Teil ihrer Persönlichkeit und nicht als Störung wahr (D'Amelio et al., 2009).
Zudem ist zu beachten, dass ADHS zu den Störungen gehört, deren Symptomatik sich auch auf der subjektiven Ebene der Interaktionspartner manifestiert. Störungen dieser Art sind besonders anfällig für Simulation und Aggravation. Durch die Herausstellung in den Medien verstärkt sich das Problem, dass viele Nicht-Betroffene denken, sie wären betroffen; dies wird auch als „informed bias" bezeichnet. Das Vorwissen kann ihre Selbstbewertung beeinflussen, wodurch eine präzise Diagnose erschwert wird. Wenn ein Patient die Diagnose evozieren will, kann er gezielt die erwünschten Antworten im Diagnoseprozess geben (Freitag et al. 2010).

3.2.3 Schwierigkeiten aufgrund der eingesetzten Instrumente

Obwohl ADHS eine vergleichsweise junge Störung für den Erwachsenenbereich ist, liegt bereits eine Vielzahl an Instrumenten vor. Sie orientieren sich vorwiegend an den Kriterien der ICD-10

und des DSM-5. Jedoch bestehen oft Probleme bei der adäquaten Umsetzung der Kriterien. Dies ist u. a. darauf zurückzuführen, dass bisher noch kein diagnostischer Standard und keine autorisierten Übersetzungen der Originaltexte sowie wenig Validierungsstudien existieren. Die Sicherstellung der Diagnose ist zudem dadurch erschwert, dass trotz der nachweisbaren biologischen Komponente kein eindeutiges körperliches Erkennungsmerkmal wie z. B. ein somatischer Marker vorliegt (Baer & Kirsch, 2010).
Zusammenfassend lässt sich konstatieren, dass die Symptomatik bei Erwachsenen in der Untersuchungssituation oft nicht manifest beobachtbar ist. Zum Teil sind Auffälligkeiten wie motorische Unruhe oder mangelnde Konzentration feststellbar. Bei der Feststellung intrapsychischer Phänomene wie der inneren Unruhe oder Rastlosigkeit ist der Diagnostiker auf die Angaben des Patienten angewiesen (Stieglitz et. al, 2012). Der Untersucher muss aufgrund seiner Erfahrung unterscheiden zwischen Menschen, die mit einer selbst gestellten Diagnose aufgrund eigener ausführlicher Beschäftigung mit dem Krankheitsbild kommen, und solchen, bei denen er hinter einer anderen vorgetragenen Symptomatik wie depressiver Verstimmung eine dahinter liegende ADHS erkennen muss. „Der diagnostische Prozess der ADHS … ist mit einem Puzzle zu vergleichen, bei dem der Psychiater versucht, aus vielen einzelnen Teilen ein der Persönlichkeit entsprechendes Bild zusammenzusetzen“ (Krause & Krause, 2014, S. 66). Rösler et. al. (2010, S. 29) bezeichnen die ADHS-Diagnostik aufgrund der Heterogenität der Symptome, der situativen Abhängigkeit des Auftretens, der erwähnten Schwierigkeiten, resultierend aus den Klassifikationssystemen und den eingesetzten Instrumenten, als „die ‚vulnerable Achillesferse‘ des gesamten Krankheitskonzepts der ADHS“.

3.3 Bausteine der Diagnostik im Erwachsenenalter

Die wesentlichen Fragestellungen der Diagnose umfassen die aktuellen Probleme des Betroffenen in der Lebens- und Arbeitswelt, die Entwicklung in Ausbildung und Beruf, retrospektiv zu erfassende Symptome einer ADHS im Kindes- und Jugendalter sowie Informationen zur Familienanamnese. Entsprechend dem Grundgedanken einer multimodalen Diagnostik sollten unterschiedliche Verfahrensformen bei der Diagnostik angewendet werden. Da sich die Klassifikationssysteme unterscheiden, muss der Diagnostiker zwischen den konkurrierenden Systemen differenzieren (Kahl et al., 2012). Der diagnostische Ablauf orientiert sich an dem der ADHS im Kindes- und Jugendalter, jedoch wird besondere Aufmerksamkeit auf die Erfassung von Komorbiditäten und die differentialdiagnostische Abgrenzung zu ADHS-Symptomen gerichtet (Kahl et al., 2012).

3.3.1 Verfahren zur klinischen Diagnostik der ADHS im Erwachsenenalter

In zahlreichen wissenschaftlichen Veröffentlichungen wird betont, dass die Diagnose der adulten ADHS nicht über neurobiologische Testverfahren gestellt werden kann. Demzufolge sollte ein fundiertes Diagnoseverfahren diverse Instrumente beinhalten (Krause & Krause, 2014; Stieglitz et al., 2012; D'Amelio et al., 2009). Zur Diagnosefindung und -stützung sowie zur Quantifizierung des Ausprägungsgrades kommen als relevante Diagnosetools vor allem Screeningverfahren, retrospektive und nicht-retrospektive Selbstbeschreibungsfragebögen, Fremdbeurteilungsfragebögen sowie das diagnostische Interview in Betracht. Bei der Vielzahl der verfügbaren Verfahren ist zu

unterscheiden zwischen den auf Deutsch verfügbaren und publizierten Übersetzungen und den lediglich auf Englisch vorhandenen Instrumenten. Letztere umfassen zum Teil bisher keine autorisierten deutschsprachigen Übersetzungen. In diesem Zusammenhang sei auf die Conners- und Brown-Skalen hingewiesen, die in der Literatur Beachtung finden und auch inoffiziell im deutschen Sprachraum angewendet werden. Von der Arbeitsgruppe um Conners (Conners & Jett 1999) wurde eine Reihe von Selbst- und Fremdbeurteilungsverfahren für Erwachsene vorgelegt. Bei diesen handelt es sich unter anderem um Kurz- und Langversionen, sowie um Screening-Experimente. Ebenfalls wurde eine umfangreiche Anzahl von Instrumenten von Brown (1996) vorgelegt. Sie beinhaltet Selbst- und Fremdbeurteilungsskalen und Interviews für Kinder, Jugendliche und Erwachsene. Brown fokussiert bei der ADHS-Diagnose vor allem auf Defizite in den Exekutivfunktionen.
Fremdbeurteilungsverfahren und Interviews stellen die in der psychiatrischen Diagnostik wichtigsten Verfahrensgruppen dar (Stieglitz, 2008) und sind auch im Zusammenhang der adulten ADHS von besonderer Relevanz. Dabei ist das diagnostische Interview ein besonders relevanter Baustein in der ADHS-Diagnostik. Zur Reduktion der Hauptfehlerquellen im diagnostischen Prozess, der Beobachtungs- und Informationsvarianz, hat sich der Einsatz von Interviews bewährt (Stieglitz, 2008, zitiert nach Stieglitz et al. 2012, S. 24). So wird durch die Fragen, die sich auf einzelne diagnostische Kriterien beziehen, die Informationsvarianz verringert. Durch Anleitungen zur Bewertung der erhobenen Informationen wird die Beobachtungsvarianz reduziert. Die Interviews verfolgen das Ziel der Diagnosestellung der ADHS oder der komorbiden Störungen. Für die Sicherung der Diagnose der adulten ADHS liegt in deutscher Sprache bislang das Wender-Reimherr-Interview (WIR) vor.
Allerdings ist anzumerken, dass in der Anamnese im Rahmen des Interviews relevante Aspekte übersehen werden können, weil die Symptomtrias im Erwachsenenalter nicht mehr eindeutig im Vordergrund steht, sondern eine Änderung erfahren hat. So hat der Klient möglicherweise Bewältigungsstrategien entwickelt, mit denen er die Symptome besser bewältigen oder überspielen kann. Ein weiteres Risiko, ADHS im Interview zu übersehen, besteht darin, dass Erwachsene in der Adoleszenz möglicherweise die Erfahrung gemacht haben, ihre Unruhe mit Alkohol, Drogen und anderen Suchtmitteln befriedigen zu können. Daher sollte der Interviewer nach dem Konsum von Suchtmitteln sowie dem übermäßigen Verzehr von Schokolade, Koffein oder Nikotin fragen. Im Zusammenhang mit der Differenzialdiagnostik muss besonderes Augenmerk darauf gelegt werden, ADHS von anderen Störungsbildern bzw. Komorbiditäten abzugrenzen, die sich für die Therapieplanung als relevant erweisen (Stieglitz et al., 2012). In der Literatur finden sich zahlreiche Hinweise dazu, dass ergänzend zum Interview zur strukturierten Erhebung der Symptomatik und zur Dokumentation Fragebögen verwendet werden sollen. Denn testpsychologische Analyse und Untersuchungen tragen dazu bei, die Richtigkeit der erstellten Diagnose zu gewährleisten.
Die am häufigsten verwendeten Verfahren für die Diagnose von adulter ADHS, die sogenannten Homburger ADHS-Skalen für Erwachsene, abgekürzt HASE, stammen aus der Homburger Arbeitsgruppe um Rösler (2008). Die Forscher haben relevante Instrumente für ein Untersuchungsverfahren konzipiert und publiziert. Es enthält sieben Teilskalen für Erwachsene (Rösler, Retz-Junginger, Retz & Stieglitz, 2008), die sowohl die Inhalte der WURS-k (Wender-Utah-Rating-Scale), der ADHS-SB (Selbstbeurteilung), der ADHS-DC (Diagnose Checkliste) und dem strukturierten Interview WIR umfassen. Die standardisierten Instrumente fragen die Kriterien DSM-5 und ICD-10 ab. Die Interrater-Reliabilität liegt bei 1, die Retest-Reliabilität bei .69–.90 und die interne Konsistenz bei .60–.72. Die konvergente Validität mit den Selbstbeurteilungsskalen liegt bei .70 für die aktuelle Symptomatik nach ADHS-SB. Sie bilden somit eine solide Grundlage der klinischen Diagnostik der ADHS (Baer & Kirsch, 2010).

Bei der Wender-Utah-Rating-Scale (WURS) handelt es sich um eine Methode der Selbstbeurteilung. Mit Selbstbeurteilungsverfahren ist eine Verfahrensgruppe gemeint, bei der der gesamte Prozess der Informationsermittlung und -bewertung durch den Patienten selbst erfolgt. In der Diagnostik der adulten ADHS dienen Selbstbeurteilungsverfahren dem Ziel des Screenings sowie der Quantifizierung des Ausprägungsgrades. Mit Hilfe des retrospektiven Verfahrens des WURS kann bei Erwachsenen diagnostiziert werden, ob als Kind eine ADHS vorlag. Die Wender-Utah-Rating-Scale stellt eines der wenigen standardisierten, für den deutschen Sprachraum validierten Instrumente zur ADHS-Diagnostik im Adoleszenzalter dar. In seinen Inhalten orientiert sich dieses Instrument an den Wender-Utah-Kriterien der ADHS (➤ Kap. 2.4). Dieses Erhebungsinstrument lässt den Befragten anhand von 61 Items rückblickend auf die Altersphase zwischen dem 8. und 10. Lebensjahr einschätzen, ob und wie stark ausgeprägt dieser kindliche Verhaltensweisen zeigte, die mit einer möglichen ADHS in Verbindung gebracht werden können. Dabei wird jedes Item auf einer fünfstufigen Skala bewertet.
Der Test kann aufgrund seiner Gütekriterien als verlässliches Instrument zur retrospektiven Diagnostik einer ADHS beurteilt werden. Retz-Junginger und Mitarbeiter (2008) haben die deutsche Übersetzung des aus den USA stammenden Fragebogens auf statistische Testgütekriterien hin untersucht und eine für den deutschen Sprachraum geeignete Kurzform (WURS-k) mit nur noch 25 Items entwickelt (Baer & Kirsch, 2010). Dieser Test hat seine Relevanz in der Benennung des Zeitpunkts der Erstmanifestation der Symptomatik. Denn der Betroffene wird dazu angewiesen, die Symptome in Bezug auf den Schweregrad im Auftretensalter von 8 bis 10 Jahren zu bewerten. Je höher der Gesamtwert liegt, desto wahrscheinlicher ist es, dass eine Störung in der Kindheit vorlag. Das Selbstbeurteilungsverfahren WURS-k wird fast standardmäßig zur Diagnostik der adulten ADHS eingesetzt. Ebenso wie im Interview besteht auch bei diesem Verfahren das Risiko, dass durch mangelnde Erinnerung bei dem rückblickenden Vortrag zum kindlichen Verhalten die Validität der Aussagen beeinflusst wird.
Die ADHS-Selbstbeurteilungsskala ADHS-SB ermöglicht die Diagnostik der ADHS im Erwachsenenalter sowohl nach ICD-10 als auch nach DSM-5. Sie wurde von Rösler und Mitarbeitern (2004) als standardisiertes Untersuchungsinstrument entwickelt und beinhaltet 18 an den Klassifikationssystemen orientierte psychopathologische Items. Die einzelnen Merkmale können von 0 bis 3 skaliert werden. Die sprachlichen Formulierungen sind dem Zweck der Selbstbeurteilung angepasst. Die diagnostischen Kriterien sind so formuliert, dass sie sich auf die Arbeits- und Lebenswelt Erwachsener beziehen. Sie umfassen ebenfalls Fragestellungen, die das Alter bei Symptom- und Störungsbeginn betreffen und nach den mit den Symptomen verbundenen Problemen und deren Generalisierung auf unterschiedliche Lebensbereiche fragen.
Als Screeningverfahren hat sich das Adult Self-Report Scale-v1.1 (ASRS-v1.1) etabliert, das von der Weltgesundheitsorganisation (WHO) in einer 6- und einer 18-Item Version publiziert wurde (Baer & Kirsch, 2010). Hierbei handelt es sich um einen Screeningtest mit einer Selbstbeurteilungsskala, der dazu dient, erste Anzeichen einer potenziellen ADHS zu ermitteln. In diesem Kontext sei erwähnt, dass dieses Testverfahren eine ärztliche Beratung keinesfalls ersetzt, sondern dazu dient, einen ersten Anhalt für die Anamnese zu gewinnen. Die 6-Item Version, das sogenannte Schnellscreening, umfasst sechs Fragen mit besonderer Relevanz für das Screening der ADHS und ermittelt somit die Kardinalsymptome der ADHS.
Ein weiteres verbreitetes Verfahren der ADHS-Diagnostik stellt die ADHS-Diagnostische Checkliste dar (ADHS-DC, Rösler et al., 2004, zit. nach Baer, 2010). Bei diesem Verfahren handelt es sich um eine Fremdbeurteilungsskala für Experten auf der Basis der 18 diagnostischen Kriterien der Klassifikationssysteme DSM-5 und ICD-10. Von der ADHS-DC existieren zwei Versionen. Die erste Version erfragt ausschließlich den Nachweis der einzelnen Symptome. Dabei werden die

Merkmale nach „vorhanden“ bzw. „nicht vorhanden“ bewertet. Die zweite Version, die ADHS-DCQ, wobei Q für Quantifizierung steht, umfasst die Einzelkriterien in quantitativ aufbereiteter Form. Dabei kann jedes Merkmal auf einer Likert-Skala von null bis drei gewichtet werden.
Abschließend seien neuropsychologische Testverfahren zur Diagnose der ADHS erwähnt. Krause & Krause (2014) fordern als bedeutsamen Baustein der ADHS-Diagnostik psychologische Leistungstests, welche z. B. die Aufmerksamkeit, Konzentration, Gedächtnisleistung u. a. untersuchen. Denn ADHS wird u. a. durch kognitive Kriterien bestimmt. Die Symptomatik umfasst eine relevante Anzahl an Leistungsschwächen. Hierzu gehören mit Bezug auf das Kardinalsymptom Aufmerksamkeitsschwäche zum Beispiel Ablenkbarkeit und Flüchtigkeitsfehler. Diese Themenbereiche lassen sich zwar durch Selbstbeurteilungsverfahren ermitteln, durch neuropsychologische Verfahren sind sie allerdings besser objektivierbar.
Die Übereinstimmung zwischen Selbst- und Fremdbeurteilung ist geringer als zwischen mehreren Selbstbeurteilungsfragebögen. Dieser Aspekt impliziert ein potenziell relevantes Problem. Studien haben bewiesen, dass die Zusammenhänge zwischen selbstberichteten Aufmerksamkeitsdefiziten und testpsychologisch erfassten Merkmalen beispielsweise vor einer Therapie gering waren, im Laufe der Therapie jedoch signifikant zunahmen (Kahl et al., 2012). Diese Erkenntnis unterstreicht, dass die Verlaufsdiagnostik möglichst nicht allein auf der Selbstauskunft der Betroffenen basieren sollte, sondern neuropsychologische Testverfahren als Kontrollinstrumentarien hinzugefügt werden sollten.
Es ist zu konstatieren, dass neuropsychologische Tests zwar wertvolle Informationen und erste Hinweise auf eine ADHS-Symptomatik liefern, jedoch keine alleinige Grundlage für die Diagnose bieten können.

4 Das modulare Behandlungskonzept der ADHS im Erwachsenenalter

4.1 Medikamentöse Behandlung 19

4.2 Psychotherapie 22

4.2.1 Zielbereiche 22

4.2.2 Kognitive Verhaltenstherapie 22

4.2.3 Wirksamkeit der Psychotherapie 23

4.3 Coaching 24

4.3.1 Historie 24

4.3.2 Begriffsbestimmung 24

Beratungsformate des Coachings 25

4.3.3 Abgrenzung zu anderen Beratungskonzepten 26

Expertenberatung 26

Supervision 26

Mentoring 27

Training 27

4.4 Unterschiede zwischen Psychotherapie und ADHS-Coaching 28

4.1 Medikamentöse Behandlung

Es ist zu konstatieren, dass die medikamentöse Behandlung im Rahmen des multimodalen Behandlungskonzeptes in der Regel gemeinsam mit einer Psychotherapie durchgeführt wird. Die medikamentöse Therapie zielt im Gegensatz zur Psychotherapie auf unterschiedliche Symptome ab (Krause & Krause, 2014). Die Wirkung der Psychomedikation ist in der Literatur umstritten. Ramsay und Rostain (2005) unterstreichen, dass die positiven Wirkungen der medikamentösen Behandlung auf die Kardinalsymptome der ADHS keine befriedigenden Verbesserungen im Bereich der arbeitsweltlichen Anforderungen wie zum Beispiel Selbstorganisation, Selbstkontrolle und Zeitmanagement bewirken. Stieglitz, Nyberg und Hofecker-Fallahpour (2012) hingegen betonen, dass sich zahlreiche Patienten nach der Einnahme von Psychostimulanzien besser konzentrieren und am Arbeitsplatz zeitliche und organisatorische Abläufe besser bewältigen sowie erfolgreicher Ordnung schaffen können. Krause und Krause (2014) erwähnen, dass sich der Umgang mit Interaktionspartnern weniger problematisch gestalte. Sie berichten zudem von einer deutlichen Symptomverbesserung durch Medikamenteneinnahme in den Bereichen Selbst- und Verhaltenskontrolle und betonen, dass „häufig bei stark Betroffenen eine kombinierte Form von Medikamentengabe und Psychotherapie unerlässlich“ (2014, S. 290) sei. Beerwerth (2013) weist darauf hin, dass durch Medikamentengabe einige Patienten in eine so hohe Leistungsbereitschaft geraten, dass aus ihr starke Erschöpfungszustände resultieren können. Die Notwendigkeit der Einnahme von Psychopharmaka scheint auch davon abzuhängen, ob eine behandlungsbedürftige komorbide Störung vorliegt (Kahl et al., 2012).

ADHS bei Erwachsenen. http://dx.doi.org/10.1016/B978-3-437-31585-5.00004-9

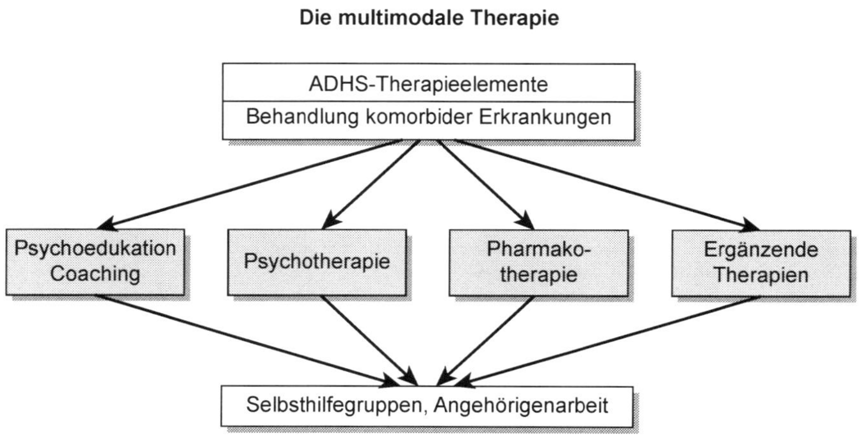

Abb. 4.1 Die multimodale Therapie [L231]

Die pharmakologische Behandlung der adulten ADHS unterteilt Psychostimulanzien in drei Gruppen: Methylphenidat, Amphetamine und Nicht-Amphetamine. Methylphenidat (MHP) gilt in der Literatur nach wie vor als das Mittel der ersten Wahl in der Therapie der adulten ADHS (D'Amelio et al., 2009; Buitelaar et al., 2009). MHP bewirkt eine reversible Blockade von Dopamin-Transportern, in geringerem Ausmaß auch von Noradrenalin- und Serotonin-Transportern. Es behindert die tonische Ausschüttung von Dopaminen bei Patienten mit ADHS, sorgt aber gleichzeitig dafür, dass vermehrt Dopamin für die phasische Ausschüttung bereitgestellt wird (Kahl et al., 2012). Verschiedene Studien haben belegt, dass sich während der Medikation mit Methylphenidat die Kardinalsymptome der adulten ADHS deutlich zurückbilden. Bei Erwachsenen wurde eine Effektstärke von 1,3 gemessen. Prinzipiell wird eine regelmäßige tägliche Einnahme über einen Zeitraum von einem Jahr und länger angeraten. „In Jahresabständen, jedoch unter Berücksichtigung individueller Bedürfnisse, sollten Absetzversuche unternommen werden, um zu prüfen, ob die Medikation weiterhin notwendig ist" (Stieglitz et al., 2012, S. 64).

Methylphenidat ist in Deutschland in unretardierter Form mit einer Wirkdauer von etwa vier Stunden unter diversen Handelsnamen wie Equasym, Medikinet, Methylphenidat hexal sowie Ritalin zu erwerben. In retardierter Form, d. h. mit einer Wirkdauer von ca. sechs bis acht Stunden, liegen z. B. Medikinet retard und Equasym retard vor. Das Medikament Concerta entwickelt sogar über einen Zeitraum von circa 12 Stunden messbare Wirkung. Seit April 2011 liegt auch Medinet adult vor, das für die Weiterbehandlung im Erwachsenenalter ebenso wie die Neueinstellung mit Medikinet im Erwachsenenalter eingesetzt wird (Kahl et al., 2012).

Eine ähnliche Wirkung wie Methylphenidat entfalten Amphetamine. Bis vor wenigen Jahren waren Amphetamine als Appetitzügler zugelassen. Sie können bei fehlender Wirkung auf Methylphenidat und Antidepressiva in einzelnen Fällen verschrieben werden. Amphetamine hemmen wie MHP die Ausschüttung von Dopaminen, setzen jedoch zusätzlich Dopamin und Noradrenalin aus präsynaptischen Vesikeln frei und blockieren die Monoaminooxidase. Hierdurch wird die Konzentration von Dopamin und Noradrenalin im synaptischen Spalt angehoben, wodurch Neurotransmitter langsamer abgebaut werden. Amphetamine sind in Deutschland nicht als Fertigarznei erhältlich. Sie können in Apotheken als Saft oder Kapseln hergestellt werden. Die Halbwertszeit dieser Medikamente liegt bei ca. fünf bis acht Stunden (Kahl et al., 2012).

Aus den Studien für die Behandlung der adulten ADHS mit Psychostimulanzien geht hervor, dass die Stimulanzien nach empirischen Maßstäben über eine hohe Wirksamkeit verfügen. Folglich wird die psychopharmakologische Behandlung heute weitverbreitet als Therapie der ersten Wahl bei ADHS genannt (Krause & Krause, 2014).
Im deutschen Sprachraum wird die pharmakologische Behandlung neben dem am häufigsten verwendeten Methylphenidat alternativ mit dem Präparat Atomoxetin durchgeführt. Bei Atomoxetin handelt es sich um das erste Medikament, das gezielt zur Behandlung von ADHS entwickelt wurde. In den USA ist das Präparat bereits seit 2002 für die Behandlung von adulter ADHS zugelassen. In Deutschland darf es seit 2005 adulten Patienten verschrieben werden, wenn die Behandlung bereits vor dem 18. Lebensjahr begonnen hat. Im April 2011 wurde das Anwendungsgebiet für das methylphenidathaltige Medikament Medikurit adult für die Behandlung Erwachsener erweitert. Die Zulassung umfasst sowohl die Weiterbehandlung über das Kindes- und Jugendalter hinaus als auch eine Medikation im Erwachsenenalter, sofern eine in der Kindheit diagnostizierte ADHS vorliegt und andere Maßnahmen allein nicht ausreichen (Krause & Krause 2014).
Der Wirkstoff Atomoxetin gehört zur Gruppe der Sympathomimetika und wirkt über eine selektive, reversible Hemmung des präsynaptischen Noradrenalin-Transporters. Da die Dopamin-Konzentration im Nucleus accumbens durch Atomoxetin nicht berührt wird, entwickelt dieser Wirkstoff kein Suchtpotenzial. Bei oraler Einnahme wird nach 12 Stunden die maximale Plasmakonzentration erreicht, die Halbwertszeit liegt bei ca. vier bis fünf Stunden. Doppelblinde, placebokontrollierte Studien zeigen, dass in allen Altersstufen eine deutliche Verbesserung hinsichtlich der Symptome Unaufmerksamkeit, motorische Unruhe und Impulsivität erreicht wird. Hinsichtlich der Wirksamkeit wird die Effektstärke auf 0,7 beziffert.
Im direkten Vergleich ist weder Atomoxetin noch Methylphenidat überlegen. Mehrere Studien haben gezeigt, dass kein signifikanter Unterschied in der Wirksamkeit von kurzwirksamem Methylphenidat und Atomoxetin besteht. Retardiertes Methylphenidat ist in den ersten zwei Wochen einer Behandlung wirksamer, ab der dritten Woche ist dieser Effekt jedoch nicht mehr nachweisbar (Kahl et al., 2012). Ein Vorteil von Atomoxetin ist, dass Missbrauch und Abhängigkeit mit diesem Präparat nicht in Verbindung gebracht werden. Daher unterliegt dieses Medikament nicht dem Betäubungsmittelgesetz. Von Relevanz ist ebenfalls die Tatsache, dass Atomoxetin 24 Stunden lang wirkt und somit eine Erleichterung in der Einnahme ermöglicht.
Neben Psychostimulanzien und Atomoxetin gibt es eine Reihe weiterer Substanzen, die bei der medikamentösen Behandlung von ADHS eingesetzt werden können: Dopaminerg wirksame Antidepressiva (Bupropion), überwiegend noradrenerg (Desipramin und Reboxetin) sowie kombiniert serotonerg-noradrenerg wirksame Antidepressiva (Venflaxon, Duloxetin). Ebenso kommen Psychostimulanzien wie Modafinil und Pemolin bei der Behandlung zum Einsatz.
Zu beachten sind Nebenwirkungen, die insbesondere Patienten mit kardialen Vorerkrankungen, Epilepsie oder anderen neurologischen Erkrankungen in der Vorgeschichte, Engwinkelglaukom oder Prostatahyperplasie auftreten können. Dies sollte die behandelnden Ärzte veranlassen, die Frage genau zu überprüfen, ob eine medikamentöse Behandlung der ADHS sinnvoll ist. So treten z. B. Nebenwirkungen wie erhöhter Blutdruck, Kopfschmerzen, Haarausfall, Appetitmangel, Obstipation, unruhiger Schlaf oder Gewichtsreduktion auf (Bundesärztekammer, 2006; Krause & Krause, 2014). Die Zurückhaltung gegenüber psychopharmakologischer Therapie wird nicht nur durch diese Nebenwirkungen verursacht. Denn viele Betroffene mit adulter ADHS streben danach, unabhängig von Medikamenten leben zu können (Hallowell & Ratey, 2003). Folglich existieren Klientengruppen, die eine große Skepsis gegenüber Medikamenten äußern und alternative Behandlungsformen nachfragen. Hier entsteht für das Beratungsformat Coaching als alternative und ergänzende Behandlungsform eine steigende Nachfrage, insbesondere bei der Bearbeitung arbeitsweltlicher Anliegen.

4.2 Psychotherapie

4.2.1 Zielbereiche

Die Zielbereiche psychotherapeutischer Interventionen lassen sich wie folgt definieren (Kahl et al., 2012): (1) Im Leistungsbereich können Probleme und Symptome wie Lernstörungen und mangelnde Ausschöpfung des Leistungspotenzials, Unpünktlichkeit und Vergesslichkeit, Organisations- und Motivationsprobleme sowie impulsive Entscheidungen behandelt werden. (2) Auf sozialer und interpersoneller Ebene sollen z. B. Partnerkonflikte, Kommunikations- und Emotionsregulationsprobleme wie das Kontrollieren von Aggressionen bearbeitet werden. (3) Im individuell-emotionalen Bereich können Gefühle wie Demoralisierung und das reduzierte Selbstvertrauen behandelt werden. (4) Zudem werden adaptive Verhaltensauffälligkeiten bearbeitet, aus denen Probleme wie mangelnde Haushalts- und Finanzplanung sowie zu risikoreiches Autofahren resultieren. (5) Schließlich können komorbide Störungen und Substanzabhängigkeit therapiert werden.

4.2.2 Kognitive Verhaltenstherapie

Der Fokus der Psychotherapie liegt bei der Behandlung von ADHS auf verhaltenstherapeutischen Ansätzen (Elsässer et al., 2010, zit. nach Stieglitz et al., 2012). Im Gegensatz zur Behandlung von Kindern und Jugendlichen bietet sich zur Behandlung der adulten ADHS eine Individualtherapie an. Grund hierfür ist, dass Erwachsene mit ADHS oft eine Entwicklungsgeschichte mit Versagenssituationen, Leistungsschwierigkeiten und Beziehungsproblemen erlebt haben, woraus sich häufig dysfunktionale Coping-Strategien und negative Grundüberzeugungen herausbilden (Kahl et al., 2012). In diesem Zusammenhang sei erwähnt, dass Psychoedukation in Ergänzung zur Therapie eine zentrale Rolle spielt (Stieglitz et al., 2012). Typischerweise wird Psychoedukation im Gruppensetting durchgeführt (D'Amelio et al., 2009).

Krause und Krause (2014) weisen darauf hin, dass ein verhaltenstherapeutischer Ansatz dabei helfen kann, „Strukturen bei chaotischer Lebensführung zu entwickeln". Auf der konkreten Problem- bzw. Symptomebene werden die Auslöser für das Problemverhalten und die Faktoren zur Aufrechterhaltung des Problems identifiziert. Anschließend wird dem Patienten verdeutlicht, dass sich das problematische Verhalten im Zuge einer Kette von Auslösern entwickelt hat. Ziel ist es, die Kettenglieder zu ermitteln und so rechtzeitig das problematische Verhalten zu stoppen (Stieglitz et al., 2012). Obgleich die Behandlung der adulten ADHS ein vergleichsweise junges Thema ist, liegen inzwischen auch die Ergebnisse erster offener und kontrollierter Studien zum Einsatz verhaltenstherapeutischer Maßnahmen vor (Bramham et al., 2009; Hesslinger et al., 2003; Philipsen, 2012; Philipsen, 2013; Philipsen et al., 2007; Rostain & Ramsay, 2006; Safren et al., 2005a; Solanto, Marks, Mitchell, Wasserstein & Kofman, 2008; Solanto, Marks & Wasserstein, 2010; Stevenson, Whitmont, Bornholt, Livesey & Stevenson, 2002; Wilens, McDermott, Biederman, Abrantes, Hahesy & Spencer, 1999).

Nachfolgend werden Interventionen vorgestellt, die in den gängigen Therapieprogrammen zur Behandlung der unten aufgeführten Symptome bzw. Problembereiche eingesetzt werden. Die Aufmerksamkeitsstörung wird so bearbeitet, dass zunächst die durchschnittliche Aufmerksamkeitsspanne des Patienten ermittelt und dann trainiert wird. Störende Gedanken werden in einer Prioritätenliste oder einem Wochenplan festgehalten. Ein weiterer Baustein ist das Erlernen effek-

tiver Pausen. Zudem sollten potentielle Distraktoren am Arbeitsplatz durch störende Außeneinflüsse vermieden werden (Safren, Perlman, Sprich & Otto, 2005b).
Als Strategien zum Umgang mit Desorganisation werden vor allem Mindmapping, Prioritäten setzen, To-Do-Listen, Zeitplanbücher und Ablagesysteme für Unterlagen genannt (Safren, Otto, Sprich, Winett, Willens & Biederman, 2005). Ziel ist es, die organisatorische Fähigkeit zu schulen und Kontrolle über den Alltag zu gewinnen.
Auch typische Probleme, die aus der Prokrastination resultieren, werden behandelt. Zudem werden das Alltagsmanagement wie Telefonate führen, sich für eine neue Aufgabe motivieren, Rechnungen bezahlen und Ordnungsmanagement in der Verhaltenstherapie geübt (Stieglitz et al., 2012).
Auch Impulsivität wird behandelt. Hier ist die Emotionsregulation zu erwähnen. In Situationen, in denen Stress anzusteigen droht, soll der Patient lernen, mittels Ablenkungstechniken seinen Impuls zu verzögern (Stieglitz et al., 2012).

4.2.3 Wirksamkeit der Psychotherapie

Die Wirksamkeit der Psychotherapie konnte in verschiedenen Studien nachgewiesen werden (Stieglitz et al., 2012), wobei es sich in allen Untersuchungen um psychopharmakologisch therapierte Patienten handelte. Von besonderer Bedeutung sind vor allem manualisierte Therapien, von denen das Programm von Safren et al. (2005b) am besten empirisch abgesichert ist. Die Wirksamkeit dieses Programms wurde an 31 erwachsenen Patienten mit ADHS überprüft. Hierbei wurde eine Gruppe medikamentös behandelter Patienten zusätzlich mit dem kognitiven Verhaltensprogramm therapiert und die Kontrollgruppe weiterhin ausschließlich medikamentös behandelt. Es zeigte sich, dass Patienten, die eine Kombinationstherapie erhielten, am Therapieende zu 56 Prozent eine Symptomreduktion im Vergleich zu 13 Prozent in der Medikationsgruppe aufwiesen ($p<0.0001$). Der Einfluss einer begleitenden depressiven Symptomatik wurde statistisch kontrolliert. Außerdem wiesen Patienten der Kombinationstherapie am Studienende eine geringere Ausprägung von ängstlicher und depressiver Symptomatik auf (Safren et al., 2005b).
Diese Ergebnisse unterstützen die These, dass eine zusätzliche kognitiv-verhaltenstherapeutische Maßnahme ein sinnvolles Element bei der Behandlung der ADHS darstellt. Festzuhalten ist, dass derzeit keine abschließende Bewertung der Wirksamkeit von Psychotherapie vorgenommen werden kann, da die aktuellen Studien Ansatzpunkte zur Kritik bieten wie z. B. fehlende Randomisierung, geringe Stichprobengröße, fehlende Placebokomponente sowie unzureichende Kontrolle von Randbedingungen (Stieglitz et al., 2012).
Als zusätzliches Maß zur Erfolgskontrolle von Therapien schlagen Lauth und Minsel (2010) alltagsnahe Erfolgskriterien vor. Im Rahmen einer Pilotstudie untersuchten sie bei 34 Erwachsenen mit ADHS, in welchem Ausmaß Ziele, die zu Beginn der Therapie definiert waren, erreicht wurden. Die Patienten gaben bis zu drei Ziele unterschiedlicher Tragweite an. Nach abschließender Befragung stellte sich heraus, dass Ziele mit großer Tragweite wie z. B. „ein Examen bestehen" im Schnitt von etwa 60 Prozent erreicht wurden. Der Grad der Zielerreichung korrelierte nicht mit der erreichten Symptomreduktion und nur mäßig mit der Schwere der Eingangsdiagnostik. Grundlage der Studie war die Annahme, dass für die Entstehung von ADHS vor allem Beeinträchtigungen im Alltagsverhalten von zentraler Bedeutung sind. Daher stellt nach Meinung der Autoren die Messung der persönlichen Zielerreichung ein adäquates, individualisiertes Maß zur Messung des Therapieerfolgs dar.

4.3 Coaching

4.3.1 Historie

Seine ursprüngliche Bedeutung gewann Coaching im Sport – als Unterstützung zur Vorbereitung auf Höchstleitungen im Wettkampf (Maurer, 2009). In den 70er Jahren wurde Coaching in den USA vom Sport in den Unternehmenssektor übertragen und galt als Erweiterung der fachbezogenen Führungsrolle durch persönlichkeitsrelevante und motivationsbezogene Elemente. „Coaching hatte schließlich nachweisbare Erfolge und einen hohen Aufmerksamkeitsgrad erreicht" (Böning, 2005, S. 32).
Seit Mitte der 80er Jahre ist Coaching auch in Deutschland bekannt als Maßnahme zur Einzelbetreuung von Top-Managern durch externe Berater. Ende der 80er Jahre setzten sich vermehrt auch Personalentwickler mit Coaching auseinander und nutzten es als Maßnahme zur Förderung der unteren und mittleren Führungsebene durch interne Berater. Anfang der 90er Jahre entstanden neue Coaching-Varianten wie Gruppen-, Team- und Projekt-Coaching. Gleichzeitig erschienen in der Fachliteratur kontinuierlich neue Coaching-Konzepte, es entstand eine Vielfalt von Coaching-Varianten, die begrifflich zunehmend uneinheitlich verwendet wurden. So wurde Coaching zu einem „Container-Begriff, [...] in den jeder das hinein interpretiert[e] was er gerade braucht[e]" (Böning, 1994, S. 172). Es entwickelten sich u.a. Bezeichnungen wie Gesundheits-, TV- und Krisencoaching. Seit der Jahrtausendwende erfährt das Beratungsformat eine vertiefte Professionalisierung durch fundierte Ausbildungs- und Studiengänge. Zudem entstand der Zusammenschluss von Coaches in Berufsverbänden, welche die Weiterentwicklung des Berufsstandes fördern wollen. Die empirische Forschung im Bereich Coaching steht jedoch noch am Anfang.

4.3.2 Begriffsbestimmung

Nach Schreyögg (DBVC, 2012, S. 27 ff.) wird Coaching als eine vorwiegend berufsbezogene Beratungsform und als Instrument der Personalentwicklung definiert, das sich vorwiegend der Förderung der Funktionsfähigkeit von Personen widmet. Coaching verfolgt das Ziel einer Anleitung zur Selbstreflexion (Brünker, 2005) und kann gemäß DBVC (2012) verstanden werden als ein Prozess der professionellen Beratung, Begleitung und Unterstützung von Mitarbeitern in Organisationen. Zielsetzung ist die Weiterentwicklung von individuellen oder kollektiven Lern- und Leistungsprozessen bei primär beruflichen Anliegen, im Zentrum steht dabei die Verbesserung der Selbstmanagementfähigkeiten (DBVC 2012).
Gemäß Veröffentlichungen des DBVC (2012) ist Coaching die professionelle Beratung, Begleitung und Unterstützung von Personen mit Steuerungs- und Führungsverantwortung und von Experten in Unternehmen und Organisationen. Es handelt sich um einen interaktiven, personzentrierten, individuellen Beratungs- und Betreuungsprozess, der arbeitsweltliche und lebensweltliche Themen behandelt. Dabei versteht Coaching sich als individuelle und dialogische Beratung auf prozessualer Ebene.
Die Beratungsbeziehung im Coaching basiert auf einer durch gegenseitige Akzeptanz und Vertrauen gekennzeichneten, freiwillig gewünschten, persönlichen Interaktion. Coaching dient im Schwerpunkt der präventiven Förderung von Selbstreflexion und -wahrnehmung sowie der Stärkung des Bewusstseins und der Verantwortung, um Hilfe zur Selbsthilfe zu geben.
Von seinem Selbstverständnis her ermöglicht Coaching das Erkennen von Problemursachen und verhilft folglich zur Klärung und Lösung der Problem auslösenden Prozesse. Die Arbeit im Coa-

ching ist zielbezogen mit dem Fokus auf Inhalt, Ergebniserwartung und Zeitrahmen. Die eingesetzten Interventionen macht der Coach gegenüber dem Klienten transparent. Dabei schließt er manipulative Techniken aus. Die Grundlage im Coaching bildet ein fundiertes Konzept, das der Coach gegenüber dem Klienten offen darlegt.
Coaching richtet sich im Einzelsetting an eine Person, im Mehrpersonensetting an eine definierte Gruppe, jeweils mit Führungs- und/oder Managementaufgaben. Dabei wird im Einzel- und im Mehrpersonensetting der soziale und organisationale Kontext berücksichtigt.
Coaching wird in der Regel durchgeführt von Beratern mit schwerpunktmäßig psychologischer und betriebswirtschaftlicher Expertise sowie mit praktischer Organisations- und/oder Führungserfahrung, gestaltet sich theorie- und methodenplural, damit individuelle, interaktionale und systemische Phänomene in unterschiedlichen Kontexten erfasst und bearbeitet werden können.
Für das Coaching definieren Coach und Klient gemeinsame Rahmenbedingungen. Dabei steht die Eigenverantwortlichkeit des Klienten im Fokus des Veränderungsprozesses. Sämtliche Informationen, die der Klient im Coachingprozess zur Verfügung stellt, bleiben vertraulich. Der Coach orientiert sein Handeln an ethischen Grundsätzen.
Ebenso wie Rauen legt Maurer (2009) den Fokus auf arbeitsweltliche bzw. berufsbezogene Anlässe. Er versteht Coaching als „eine individuelle Prozessberatung für Führungskräfte (...), bei welcher der Klient als eigenverantwortliches und handlungsfähiges Individuum auf der Basis einer humanistischen Grundhaltung von einem neutralen und unabhängigen Coach bei der Lösung individueller berufsbezogener Probleme sowie bei der Verbesserung seiner Selbstregulationsfähigkeiten begleitet wird". Dabei gibt der Coach keine konkreten Lösungsvorschläge, vielmehr unterstützt er den Klienten, eigene Lösungswege für die angestrebten Veränderungen zu entwickeln (D'Amelio et al., 2009). Offermans (2004, S. 65) definiert Coaching wie folgt: „Coaching ist eine freiwillige, zeitlich begrenzte, methodengeleitete individuelle Beratung, die den oder die Beratene(n) darin unterstützt, berufliche Ziele zu erreichen." Dabei sei ergänzt, dass Coaching heute nicht mehr auf den Wirtschaftssektor beschränkt ist, sondern sich auch im Bildungs- und Sozialbereich etabliert hat.
Coachingprozesse können auf unterschiedliche Bezugsrahmen zurückgreifen: Einige Varianten wie das systemische Coaching (König & Volmer, 2009; Müller & Hoffmann 2008; Radatz 2009) oder die personzentrierte Beratung (Waldl, 2004; Straumann & Zimmermann-Lotz, 2006; Maurer, 2013a) betonen explizit den theoretischen Hintergrund des jeweiligen Ansatzes. Andere Coachingformate sind zielgruppenspezifisch ausgerichtet, so das Führungskräftecoaching (Böning & Fritschle, 2008; Schreyögg 2007) und das Meistercoaching (Grün & Dorando, 1994). Anlassspezifische Beratungen finden ihren Ausdruck z. B. im interkulturellen Coaching (Clement & Clement, 2006), in der Outplacementberatung (Berg-Peer, 2003; Heinzmann, 2003) oder in der Karriereberatung (Lang-von Wins & Triebel, 2012; Rappe-Giesecke, 2008). Innerhalb einer sogenannten Metaberatung ist die Beratung selbst Gegenstand des Prozesses. Diese Variante wird häufig im Zuge einer Beratungsausbildung durchgeführt und wird daher auch als Ausbildungs- oder Lehrsupervision bezeichnet (Maurer, 2013a).

Beratungsformate des Coachings

Es existieren zahlreiche Formate, in denen ein Coaching durchgeführt werden kann. Je nach Adressat lassen sie sich in Einzel- und Mehrpersonenberatung unterscheiden. Im Einzelcoaching steht die Reflexion zwischen dem Klienten und dem Coach als möglichst neutral anzustrebenden Berater, der trotz fachlicher Kompetenz nicht von Betriebsblindheit und politischem Verhalten geprägt ist (Maurer, 2009). Es wird auf bilateraler Ebene gecoacht: Das

Verhalten und Erleben des Klienten werden aufgearbeitet und vom Coach mithilfe spezifischer Methoden reflektiert und analysiert. Die wertschätzende Haltung des Coaches ermöglicht es, eine große Bandbreite an Themen offen zu bearbeiten. Dabei können unterschiedliche Beratungskonzepte angewendet und auf die individuellen Bedürfnisse des Klienten zugeschnitten werden. Hierdurch lassen sich Zielvereinbarungen, die mit dem Klienten entwickelt wurden, konsequent umsetzen.

Innerhalb einer Mehrpersonenberatung können Teams oder Gruppen beraten werden. Das Mehrpersonencoaching bietet gegenüber der Einzelberatung den Vorteil, dass die Problemlösekompetenz aller Teilnehmer (TN) genutzt werden kann. Allerdings erfordert der Vertrauensaufbau mehr Zeit. Beraten werden in diesem Kontext mehrere Personen, die ein ähnliches oder gleiches Ziel verfolgen (Maurer, 2013a). Die Gruppenkonstellation gewährleistet ein sinnvolles und effektives Lernen der TN untereinander.

4.3.3 Abgrenzung zu anderen Beratungskonzepten

Expertenberatung

Maurer (2009, S. 62) definiert Expertenberatung als „eine fachliche Unterweisung durch einen Experten, der über spezifisches Fachwissen verfügt“. Denn im Rahmen der Expertenberatung wird für den Klienten eine Steigerung seiner Fachkompetenz bzw. ein Ausbau seines Fachwissens unter Anleitung des Expertenberaters angestrebt. Bei der Abgrenzung zur Expertenberatung ist zu beachten, dass der Coach idealiter keine vorgefertigten, aus Expertenwissen resultierenden Lösungskonzepte vorschlägt, sondern mithilfe methodisch-reflektierender Instrumente individuelle Lösungsideen entwickelt. Im Selbstverständnis vieler Coaches hat der Berater dem Klienten gegenüber kein Wissen voraus, sondern unterstützt den Coachee dabei, die eigene Expertise als Ressource wahrzunehmen und zu nutzen. Im Rahmen einer gleichberechtigten Arbeitsbeziehung wird der Klient unterstützt, innere und äußere Prozesse bzw. Einflussfaktoren besser zu verstehen und hieraus eigene Wahl- und Handlungsmöglichkeiten zu entwickeln. Coaching wird im Unterschied zum klassischen Beratungsverständnis der transitiven Expertenberatung, z. B. in den Bereichen IT, Controlling und Recht, als Prozessberatung verstanden. Die Beratungsleistung des Coachings besteht nicht in der Informationsweitergabe oder Anwendung extern beigebrachten Wissens, sondern in der Entwicklung von Expertise im Beratungsgeschehen selbst, in dem der reflexive Selbstbezug des Klienten – auf seine Intentionen, Wahrnehmungen oder Handlungen hin – systematisch angeregt und berücksichtigt wird. Die in den Beratungsprozess eingebrachte Fach-Expertise ist die Prozessexpertise.

Supervision

Maurer (2013a) vertritt die These, dass sich Coaching und Supervision konzeptionell und methodisch kaum unterscheiden lassen. Ursprünglich war der Begriff Supervision im Non-Profit-Bereich verbreitet und bezog sich auf die Arbeit von Therapeuten oder Sozialarbeitern. Diese Trennlinie ist aus Sicht von Maurer im beruflichen Alltag seit Längerem durchlässig geworden, so dass Coaching und Supervision mittlerweile gleichermaßen im arbeitsweltlichen Kontext Anwendung finden.

Dieser Ansicht schließt sich Schreyögg (2012) nicht an. Sie betont die Herkunft von Supervision in der Sozialarbeit und Psychotherapie und identifiziert folgende Differenzierungsmerkmale in

Bezug auf die Ziele, die Themen sowie die Veränderungsrichtung: Coaching richte sich primär an Personen mit Steuerungsfunktionen, Supervision dagegen an Personen ohne Steuerungsfunktionen. Supervision baue in der Regel auf therapeutischen Konzepten auf, Coaching auf Management- und Organisationskonzepten. Coaching ziele auf eine Verbesserung der Funktionsfähigkeit von Personen, wohingegen Supervision auf die Persönlichkeitsentwicklung des Klienten fokussiere. Am deutlichsten werde der Unterschied bei der Betrachtung der Veränderungsrichtungen: Coaching verfolge eine Top-Down-Strategie, also von der hierarchischen Spitze aus, demgegenüber verfolge Supervision Veränderung im Wege einer Bottom-Up-Strategie von der Basis aus. Schließlich betont Schreyögg, Coaching sei vornehmlich auf Interaktionen der Führungskräfte bzw. Mitarbeiter untereinander gerichtet, wohingegen Supervision auf die Beziehung mit Kunden und Klienten bezogen wird.
Trotz dieser Unterschiede existieren wissenschaftliche Versuche, Coaching und Supervision innerhalb eines neuen, konzeptionellen Beratungsansatzes zu vereinen. Besonders hervorzuheben sind in diesem Zusammenhang Straumann und Zimmermann-Lotz (2006), welche, basierend auf dem personzentrierten Ansatz von Rogers (2009a) ein multidimensionales, klientenzentriertes Beratungskonzept entwickelt haben, das sich am Differenziellen Inkongruenz-Modell (DIM) von Speierer (2002, 2005, 2007) orientiert.

Mentoring

Mentoring stellt ebenfalls ein Instrument der Personalentwicklung dar und bezeichnet die Begleitung und Beratung eines jungen oder neu in die Organisation gekommenen Mitarbeiters durch einen erfahrenen, in der Regel älteren Kollegen. Während Coaching auf die Erhöhung der Selbstmanagement- und Selbststeuerungskompetenz abzielt, erfüllt Mentoring die Sozialisationsfunktion durch die Weitergabe von Fachwissen und Erfahrungen sowie die Aufgabe der Bindung des Mitarbeiters an die Organisation (Maurer, 2009). Der Mentor nimmt im Gegensatz zum Coach keine neutrale Rolle ein, denn er ist als Unternehmensmitglied den Zielen der Organisation verpflichtet (Looss, 2002). Hier kann „Coaching in unserem Verständnis (...) eine zusätzliche Komponente im Rahmen einer Mentoring-Beziehung darstellen" (Schreyögg, 2012, S. 28). Im Gegensatz zum Coaching ist Mentoring nicht zeitlich begrenzt, sondern kann sich über einen längeren Zeitraum des Mentees erstrecken. Zusammenfassend lässt sich feststellen, dass die wesentlichen Unterschiede zwischen Coaching und Mentoring in der Zielgruppe und der Zielsetzung der Professionenhoheit, der Beratungsqualifikation sowie der Neutralität des Coaches bzw. Organisationsgebundenheit des Mentors definiert werden können.

Training

Training kann zwar als Methode innerhalb eines Coachingprozesses angewandt werden, ist aber keinesfalls deckungsgleich. „Training dient dem gezielten Auf- und Ausbau bestimmter Verhaltensweisen, d. h. es steht meist das Erlernen eines für entsprechende Situationen ‚idealen' Ablaufmusters im Vordergrund" (Schreyögg, 2012). Allerdings stellt das Training im Gegensatz zum Coaching keine prozessorientierte Beratung dar (Maurer, 2009). Im Verlauf des Trainings wird die individuelle Persönlichkeit des Klienten weniger maßgeblich als der Trainingsinhalt betrachtet. Singuläres Ziel ist es, zielführend Verhaltensmuster einzustudieren. Als typische Beispiele sind hier Verkaufs- oder Rhetoriktrainings zu nennen. Ein besonderes Merkmal des Trainings ist die Übung: Wiederholungen, ergänzt durch korrigierendes Feedback, verbessern und verfestigen die einstudierten Verhaltensmuster. Insofern kann Training das Coaching ergänzen.

4.4 Unterschiede zwischen Psychotherapie und ADHS-Coaching

Um herauszustellen, worin die Unterschiede zwischen Coaching und Psychotherapie in der Anwendung für ADHS-Klienten liegen, gilt es, inhaltliche und methodische Besonderheiten zu benennen (Ratey, 2002a).

Gemeinsam ist beiden Ansätzen das Ziel, dem Klienten ein besseres Symptomverständnis und folglich eine bessere Akzeptanz zu vermitteln, mit den Auswirkungen der Symptomatik konstruktiv arbeiten zu können. Beide Konzepte verbindet ebenfalls eine unterstützende, ermutigende Haltung des Coaches bzw. Therapeuten. Auch wenn sich die Methoden bisweilen ähneln, so werden die Konzepte ausdrücklich voneinander unterschieden. „Psychotherapie ist eine im kurativen Bereich angesiedelte Behandlungsform, die sich auf die Heilung psychisch kranker Menschen mit Merkmalen fehlender oder mangelnder willentlicher Steuerbarkeit von Wahrnehmungen, Erlebnisverarbeitungen, sozialen Beziehungen und körperlichen Funktionen konzentriert" (Maurer, 2009, S. 54).

Dagegen werden beim Coaching traditionell keine Störungen mit Krankheitswert behandelt, auch wenn die eingesetzten Strategien und Techniken aus verschiedenen lösungsorientierten Psychotherapieverfahren stammen (Maurer, 2009; DBVC, 2012). Coaching versteht sich somit als Unterstützung bei der Bearbeitung arbeitsweltlicher Problemfelder. Es richtet sich prinzipiell an Personen, die ihre Probleme auch alleine lösen bzw. ihre Ziele selbstständig erreichen könnten, dies aber mit professioneller Unterstützung schneller und effektiver erzielen möchten (Maurer, 2009). Folglich dürfen Menschen, bei denen z. B. nach ICD-10 eine psychische Störung diagnostiziert wird oder die an einer Suchtmittelabhängigkeit leiden, nicht durch Coaching, sondern ausschließlich durch approbierte psychologische oder ärztliche Psychotherapeuten behandelt werden. Coaches müssen daher klar ihr Beratungsfeld umreißen und bei Bedarf einen Klienten an einen Psychotherapeuten verweisen, wenn sich psychische Störungen abzeichnen. Psychotherapien sind zudem in der Regel inhaltlich und emotional deutlich tiefergehend als Coachingprozesse (Maurer, 2009). Wird die Zielgruppe der ADHS-Klienten betrachtet, so richtet sich die Psychotherapie im Gegensatz zum Coaching an Betroffene, die vorwiegend unter Komorbiditäten (➤ Kap. 2.6) leiden.

Auch in Bezug auf die Haltung, die Zielsetzungen, die Rahmenbedingungen und die Kompetenzen sind Unterschiede festzustellen. In Bezug auf die Haltung, die der Therapeut bzw. der Coach bei der Arbeit mit dem Klienten einnimmt, muss folgendes herausgestellt werden: Im Gegensatz zum therapeutischen Setting, bei dem der Therapeut in der Rolle des Experten den Orientierungsrahmen setzt, einigen sich im Coaching Berater und Klient gemeinsam auf das Ziel und die Strategie. Es existiert kein Experten-Klienten-Gefälle sondern eine Begegnung auf Augenhöhe: Der Klient übernimmt die Verantwortung für den Inhalt des Anliegens, der Coach ist verantwortlich für Prozessmanagement und Methodenauswahl.

Die Besonderheit des Coachings liegt in der stark handlungsorientierten Arbeitsweise, die auf konkrete Themen zur Erhöhung der Selbststeuerung abzielt wie z. B. die Definition von Zielen und Strategien, die Organisation und das Zeitmanagement. Coaching kann sehr konkrete Ziele bearbeiten wie etwa die Teilnahme an einer Prüfung oder das Erreichen eines definierten Projektziels. Somit richtet sich das ADHS-Coaching u. a. an Personen mit beruflichen Anliegen wie die Verbesserung der Selbstmanagementfähigkeiten, wohingegen Psychotherapie eher auf die Wiederherstellung derselben zielt.

Ein weiterer zentraler Unterschied lässt sich zudem an den spezifischen Rahmenbedingungen von Coaching und Psychotherapie aufzeigen. Während die therapeutischen Sitzungen in erster Linie

in den Praxisräumen des Therapeuten stattfinden, ist der Coach flexibel bzgl. des Ortes und der Zeit seines Einsatzes. Da viele ADHS-Klienten aufgrund ihrer Fokussierungsschwäche den Berater auch als Sparringspartner am Arbeitsplatz benötigen, um die erarbeiteten Vorsätze stringent und kontinuierlich umzusetzen, berät der Coach bei Bedarf auch vor Ort. Dies kann, entlang eines strukturierten Handlungsplans, engmaschig stattfinden, z. B. wöchentlich oder 14-tägig und durch Mail, SMS oder Telefoncoaching-Einheiten begleitet werden (Ratey, 2008). Im Gegensatz dazu kann sich die Arbeit mit dem Therapeuten am Arbeitsplatz als schwierig gestalten, weil das Berufsbild des Psychotherapeuten in der Unternehmenswelt häufig mit Defiziten und Störungen assoziiert wird. Folglich würde der Therapeut das Ansehen eines Klienten in seiner Rolle als Mitarbeiter oder Führungskraft am Arbeitsplatz tendenziell schwächen.
Ein weiterer Unterschied liegt in der Dauer der Prozesse. Ein Coachingprozess beschränkt sich im Gegensatz zur Therapie in der Regel auf etwa 10 bis 15 Sitzungen, bevor möglicherweise ein Anschlussauftrag vom Klienten erteilt wird. Die Entscheidung für ein Coaching löst dabei keinen administrativen Aufwand aus, sondern kann kurzfristig vom Klienten autonom beauftragt werden. Die Psychotherapie ist, wenn von Krankenkassen finanziert, zwar die kostengünstigere Behandlungsform, der Start ist aber mit organisatorischem Aufwand und bisweilen mit hoher Vorlaufzeit verbunden. In einigen Fällen muss ein Gutachten über den Klienten erstellt werden. In diesem Fall entscheidet nicht der Klient selbst über seinen Veränderungsprozess, sondern ein Gutachter. Somit ist zu bedenken, dass der Genehmigungsprozess einen stigmatisierenden Effekt und eine negative Wirkung auf den Selbstwert des Klienten auslösen kann.
Böning (2005) betont beim Vergleich zwischen Coaching und Psychotherapie, dass im Coaching Themen wie Macht, Hierarchie und monetäre Orientierung eher akzeptiert und thematisiert werden als im Rahmen einer Psychotherapie. Vom Coach werden daher auch betriebswirtschaftliche sowie arbeitsweltliche Fachkompetenzen und Erfahrungen erwartet. Über Methodenkompetenz verfügen Therapeut wie Coach, die Unternehmensrealität können jedoch Coaches in der Regel besser einschätzen. Sie haben bei der Bearbeitung arbeitsweltlicher Anliegen häufig höhere Feldkompetenz, resultierend aus der eigenen Berufserfahrung. Somit ist ein Coach mit Fach- oder Führungserfahrungen für den ADHS-Klienten mit arbeitsweltlichen Anliegen besser anschlussfähig, u. a. auch, weil der Betroffene im Status des Klienten Begleitung beauftragt und nicht im Status des Patienten nach therapeutischer Hilfe sucht. Er unterscheidet sich somit in seinem Arbeitsauftrag nicht von Kollegen, die möglicherweise ebenfalls Coaching in Anspruch nehmen. ADHS-Klienten fühlen sich folglich nicht isoliert oder andersartig gegenüber Kollegen.
Zusammenfassend lässt sich konstatieren, dass eine Kooperation von Psychotherapie und Coaching den Veränderungsprozess bei ADHS-Betroffenen durch Synergieeffekte bereichern kann. Denn jede Methode ist der jeweils anderen in den oben beschriebenen Bereichen überlegen. „Coaching kann ebenso wenig die Psychotherapie ersetzen, wie eine Psychotherapie ein Coaching ersetzen könnte" (Rauen, 2002, S. 80). Während der Therapeut möglicherweise die emotionale Stabilität des Klienten oder die komorbiden Störungen behandelt, kann der Coach mit dem emotional stabilisierten Klienten wesentlich effektiver die Selbststeuerungskompetenzen stärken: „(…) a coach can help therapy be more productive by helping the client to develop a system. (…) Therapists can enhance the effectiveness of coaching through treating the emotional issues that can sabotage the best coaching plans" (Ratey, 2002a, S. 274). Coaching soll nicht in Konkurrenz mit therapeutischen Maßnahmen stehen, sondern sich mit diesen ergänzen. Ratey beschreibt die Rolle des ADHS-Coaching wie folgt: „Es wäre wünschenswert, wenn im Rahmen eines multimodalen Therapiekonzepts diese Art von Begleitung im Alltagsleben zu einer festen Einrichtung werden könnte, da gerade Erwachsene sehr stark davon abhängig sind, bestimmte Arbeiten zuverlässig in einem vorgegebenen Zeitrahmen zu erledigen, und sehr von einer strukturgebenden Außenstimmung profitieren" (Ratey, 2002a, S. 276).

5 Überblick über bisherige ADHS-Coaching- und Trainingsmodelle

5.1 Das Coaching-Manual von D'Amelio 31
5.1.1 Prozess 31
5.1.2 Phasen 31
5.2 Das Coaching-Modell von Ratey 32
5.2.1 Prozess 32
5.2.2 Sitzungen 32
5.3 Das Training von Lauth und Minsel 33
5.3.1 Prozess 33
5.3.2 Sitzungen 33
5.4 Das Konzept von Swartz, Prevatt und Proctor 34
5.4.1 Prozess 34
5.4.2 Sitzungen 34
5.5 Bewertung der Konzepte 35

5.1 Das Coaching-Manual von D'Amelio

5.1.1 Prozess

Das ADHS-Coaching nach D'Amelio (2009) wird dargestellt als ein achtstufiger Problemlösungsprozess, der aus aufeinander abgestimmten Phasen besteht, die im Sinne einer fortschreitenden Entwicklung zum Erreichen eines zuvor definierten Zieles sukzessiv durchlaufen werden. Nach diesem Verständnis stellt ADHS-Coaching eine stetig fortschreitende Zielannäherung im Rahmen eines vom Klienten gewollten Veränderungsprozesses dar. Das Vorgehen ist dabei lösungszentriert und ressourcenorientiert. Das Coaching findet im Einzelsetting statt.

5.1.2 Phasen

Der Prozess gliedert sich in folgende Phasen: (1) In der Orientierungsphase stehen die Klärung des Anliegens, die Identifikation von Problembereichen und die Auswahl des zu bearbeitenden Problems im Mittelpunkt. (2) Der Coach erarbeitet mit dem Klienten die internen und externen Ressourcen. (3) Bei der Klärung des Ist-Zustandes unterstützt der Berater den Klienten bei Problembeschreibung und -analyse. (4) In der nächsten Phase konzentrieren sich Coach und Coachee auf die Klärung des Soll-Zustandes. Gemeinsam werden die Zielidentifikation, -definition und -klärung erarbeitet. (5) Auf dieser Stufe legen Coach und Klient die Strukturierung und Planung fest.

ADHS bei Erwachsenen. http://dx.doi.org/10.1016/B978-3-437-31585-5.00005-0

Es werden konkrete Maßnahmen zur Zielerreichung definiert. (6) Die Umsetzung der zuvor festgelegten Maßnahmen steht in dieser Phase im Vordergrund. (7) Die vorletzte Phase widmet sich der Zielerreichung und Würdigung desselben. Außerdem wird die Stabilisierung des Erfolgs sichergestellt, indem der Coach mit dem Klienten erörtert, welche Verhaltensweisen beibehalten, weitergeführt oder optimiert werden sollen. (8) In der Schlussphase trifft der Coach mit dem Klienten Vereinbarungen und beschließt Maßnahmen, um das Ziel nachhaltig zu stabilisieren. Abschließend werden Handlungsprinzipien erörtert, anhand derer der Klient sein Verhalten und seine Handlungen in Zukunft orientieren soll (D'Amelio, 2009).

5.2 Das Coaching-Modell von Ratey

5.2.1 Prozess

Das ADHS-Coaching nach Ratey (2008, 2002a) betont die Dynamik im Veränderungsprozess. Es fußt auf drei Prinzipien: Partnerschaft, Struktur und Prozess. Deren Zusammenspiel wird in einem Schaubild verdeutlicht (➤ A-B). Als zentral im Coaching betrachtet Ratey das Definieren und Einhalten von Strukturen. Hierbei verfolgt sie das Ziel, den Klienten durch Coaching zu befähigen, Veränderungsprozesse in seinem Alltag mit Selbstverantwortung zu initiieren. Coaching ist nach Ratey ein praxisorientierter, konkreter Prozess, in dem Coach und Klient gemeinsam die Ziele des Klienten identifizieren und entsprechend agieren. Zum Einsatz kommen Strategien, welche die Stärken des Betroffenen betonen und seine Kreativität zur Problemlösungsfähigkeit erhöhen. Dabei hinterfragt der Coach nie das „Warum?“ eines Problems, sondern leitet mit lösungsorientierten Fragen zur Zielerreichung an. Er zeigt Strukturen auf, gibt Feedback und ermutigt den Klienten zu einem eigenverantwortlichen Lernprozess. Ziel ist es, das Selbstbewusstsein, den Willen zur Eigensteuerung und den Glauben an die Fähigkeit zur Selbstregulation zu erhöhen.

Die Coaching-Partnerschaft soll einen vertraulichen Rahmen schaffen, innerhalb dessen der Betroffene ermitteln kann, welche Bedürfnisse er hat und inwiefern Coaching ihn unterstützen kann. Im Rahmen des Coachingprozesses soll der Klient Hilfe zur Selbsthilfe bei der Erarbeitung der Lösung erlangen. Er soll zu einem selbstreflexiven, autonomen Umgang mit der ADHS befähigt werden, Selbstakzeptanz gegenüber seinen Symptomen entwickeln und verstärkt Kontrolle über sein Leben und die Kompetenz des Selbstcoachings erwerben.

5.2.2 Sitzungen

In der Literatur finden sich keine Hinweise darauf, dass Ratey explizit Coachingphasen formuliert. Vielmehr betont sie, dass sich die Sitzungen bedarfsgerecht an den täglichen arbeits- und lebensweltlichen Problemstellungen orientieren. Daher lassen sich hier keine Angaben zu einem expliziten Sitzungsverlauf treffen. Das Coaching findet im Einzelsetting statt.

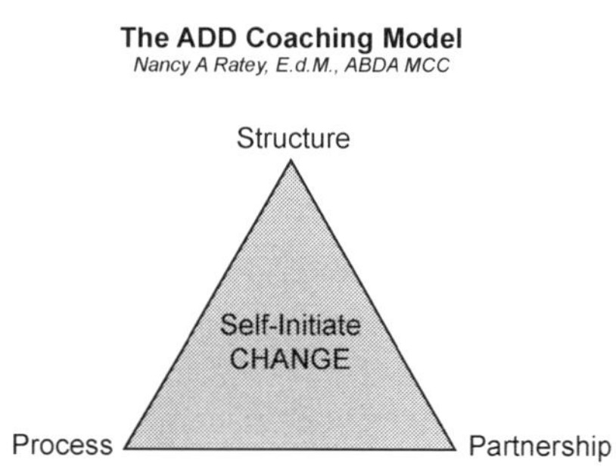

Abb. 5.1 Das Coaching-Modell von Ratey [L231]

5.3 Das Training von Lauth und Minsel

5.3.1 Prozess

Lauth und Minsel (2009) verwenden in ihrem Konzept Methoden aus den Beratungsformaten Coaching und Training, wählen aber den Terminus Training.
Das verhaltensorientierte Training findet im Gruppen- und Einzelsetting statt. Ein zentrales Merkmal des Konzeptes besteht darin, dass die Teilnehmer (TN) konkrete Handlungsstrategien erlernen, mit denen sie zu einem pragmatischen, von den eigenen Erfahrungen getragenen Denken angeleitet werden, um ihre Probleme zu lösen. Jede Sitzung verfolgt immer nur ein Ziel und fordert die Eigenaktivität jedes TN. Auch außerhalb der Meetings unterstützen sich die TN durch sogenannte Tandempartner, damit sie sich gegenseitig Feedback geben und ihre Fähigkeiten aktivieren können (Lauth & Minsel 2009). Um das selbstständige Arbeiten zu unterstützen, werden wechselnde Methoden eingesetzt. Dabei wird stets eine lösungsorientierte Vorgehensweise praktiziert.
Als zentrales Ziel wird der unmittelbare Alltagserfolg hervorgehoben. Die TN reflektieren ihre Schwierigkeiten und entscheiden sich für eine bestimmte Veränderung, die sie persönlich als erstrebenswert ansehen. Sie praktizieren und erlernen nur das, was ihnen selbst wichtig und lohnenswert erscheint. Die Durchführungsbedingungen für einzelne, bisher aufgeschobene Verhaltensweisen sollen verbessert werden, um die Chancen für das Auftreten von angemessenem Verhalten zu erhöhen (Lauth & Minsel, 2009). Es sollen Abläufe und Strukturen geschaffen werden, die langfristigen Erfolg sichern. Damit die TN ihren schwierigen Alltagssituationen gelassener und konstruktiver gegenüber treten können, soll ihre Belastung reduziert werden. Am Ende des Coaching-Prozesses steht der Aufbau eines ADHS-Selbsthilfegruppe bzw. eines Netzwerks.

5.3.2 Sitzungen

Die Sitzungen umfassen folgende Aufgabenstellungen (Lauth & Minsel, 2009):
(1) Was soll sich ändern? Was kann so bleiben? (2) Anfangen und Umsetzen, (3) Gedächtnis und Konzentration, (4) Prioritäten setzen und einteilen, (5) Verstehen und verstanden werden und (6) Auffrischungssitzung. Nachdem sich die TN in der ersten Sitzung kennengelernt haben und der organisatorische Rahmen geklärt ist, werden sie gebeten zu überlegen, was bei ihnen in den nächsten drei Monaten an wichtigen Themen ansteht. Die Sitzung schließt mit der Erstellung eines persönlichen Belastungsprofils.
In der zweiten Sitzung sollen mittels eines inneren Dialogs Hemmnisse bewusst gemacht werden. Anschließend wird die Vorgehensweise der Tandem-Zusammenarbeit geplant. In der dritten Sitzung werden die Schwierigkeiten bei der Ausführung konkreter Aufgabenstellungen analysiert und Gedächtnisstrategien vermittelt. Thematisiert werden insbesondere Textverständnis, Ungeschicklichkeit, Unkonzentriertheit, Gesprächsverhalten und Eigenwilligkeit. Diese Sitzung schließt mit einer sogenannten Stärkenrunde, in der jeder TN über etwas berichtet, das er gut kann. In der vierten Einheit stehen die Bedeutung des Priorisierens und deren Übung in den Tandemgruppen im Fokus. In der fünften Sitzung werden u. a. die Themen „Schwierigkeiten beim Kommunizieren" und „Andere verstehen" mit verschiedenen Übungen und Reflexionsaufgaben behandelt. Die abschließende Auffrischungssitzung dient dazu im Sinne einer Follow-up-Messung zu konstatieren, wie das Training den TN geholfen hat und wie die gesetzten Ziele erreicht worden sind.

5.4 Das Konzept von Swartz, Prevatt und Proctor

5.4.1 Prozess

Dieses Coaching wurde von Psychologie-Studenten an einer Universität in den USA über zwei Monate hinweg durchgeführt. Das Coaching begann damit, dass die Motivation der am Projekt interessierten Studenten im Rahmen eines Interviews geklärt wurde. Themen des persönlichen Gesprächs waren: (1) Existiert die Diagnose ADHS und wie ist der Zeitpunkt der Erstmanifestation? (2) Wie stark ist die Bereitschaft zur Veränderung?
Im Rahmen des persönlichen Interviews wurde ein 14 Items umfassender Fragebogen verwendet, der auf den Diagnosekriterien des DSM-IV-TR beruhte (Swartz, 2005). Ziel des Fragebogeneinsatzes war der Ausschluss einer potentiellen anderen Diagnose als die der ADHS im Erwachsenenalter. Studenten, die sehr hohe Werte in den Bereichen Angst und Depression zeigten, wurden gebeten, psychologische Beratung in Anspruch zu nehmen. Sie nahmen nicht an dem ADHS-Coaching teil.
Vor dem zwei Monate andauernden Einzelcoachingprozess wurde der Schweregrad der von den teilnehmenden Studenten dargelegten Problemthemen ermittelt. Dies erfolgte anhand zweier Erhebungsverfahren. Bei dem ersten handelte es sich um das standardisierte „Learning and Study Strategies Inventory" (LASSI) (Weinstein, Palmer & Schulte, 2002, S. 87 f.), das 80 Items umfasst. Diese beinhalteten in zehn Skalen Themenbereiche wie z. B. Konzentration, Informationsverarbeitung, Angst, Haltung, Motivation und Zeitmanagement. Auf einer fünfstufigen Skala konnten die teilnehmenden Studenten den Zustimmungsgrad ihrer Aussagen zu den befragten Themenbereichen einschätzen. Dabei wurden Ergebnisse oberhalb der 75. Perzentile von den Testentwicklern als Erfolgsergebnis bezeichnet, Ergebniswerte zwischen dem 50. und 75. Perzentil wurden als Hinweis auf Verbesserungsbedarf des Testteilnehmers eingestuft. Testergebnisse mit Werten unterhalb des 50. Perzentils wurden als „bedeutsame Schwäche" beurteilt (Weinstein & Palmer, 2002, zitiert nach Swartz et al., 2005, S. 649).
Anhand des „Coaching Topics Survey" (Swartz et al., 2005, S. 649), einem für diese Studie eigens entwickelten Erhebungsinstrument, sollten die teilnehmenden Studenten auf einer fünfstufigen Skala bewerten, wie stark sie ihren Coachingbedarf und Veränderungswunsch in den jeweiligen Themenfeldern einstuften. „The Coaching Topics Survey is a self-assessment designed specifically for this case study, in which participants rate components of their academic and personal life on a scale of how badly they need to work on each item" (Swartz et al., 2005, S. 649). Beide Erhebungsinstrumente wurden vor der Durchführung der Coachingmaßnahme als Pretests und im Anschluss an das Projekt als Posttests eingesetzt.

5.4.2 Sitzungen

Im Anschluss an die Auswertung der Fragebögen vereinbarten Coach und Coachee die Frequenz, Dauer, Rahmenbedingungen, die Regeln der Vertraulichkeit und die Art der Coaching-Sitzungen. Zudem wurde von beiden Seiten eine schriftliche Coachingvereinbarung aufgesetzt: „The initial meeting was used to [...] sign informed consent documents" (Swartz et al., 2005, S. 650). Hierbei beschlossen sie, ob sie persönlich, telefonisch oder per E-Mail in Kontakt stehen wollten. Zudem definierten sie Regeln für den größtmöglichen Erfolg des Coachings. Hierbei wurden der individuelle Lern- und Arbeitsstil und die persönlichen Stärken des Coachees genau in Betracht gezogen. Wesentlicher Bestandteil des Coachingprozesses war die Definition von drei langfristigen Zielen.

Diese langfristigen Ziele unterteilte der Coachee mit Hilfe des Coaches in Teilziele, die schriftlich dokumentiert wurden. Abgeleitet wurden Maßnahmen zum Erreichen dieser Teilziele. So entstanden engmaschige Aufgaben für den Zeitraum von bis zu zwei Wochen. Dabei begleitete der Berater den TN bei der Entwicklung der Strategien zur Problembewältigung. Er trug dazu bei, den Coachee durch wöchentliche oder bei Bedarf tägliche Anrufe emotional zu stärken und zu motivieren, seine Vorsätze umzusetzen.
Es wurde ebenfalls ein Belohnungssystem für das Erreichen von Teilzielen und langfristigen Zielen installiert. Das Belohnungssystem wurde von den Coachees verwaltet, die Varianten wählten sie selbst aus. Sie konnten z. B. zwischen dem verbalisierten Lob durch den Coach bei Zielerreichen oder dem Bezahlen einer Strafgebühr an den Coach bei Nicht-Erreichen des Ziels wählen. Das Ergebnis des Coachingprozesses bewertet Swartz (2005, S. 647) positiv: „With the assistance of a coach, individuals with ADHD can create structure and execute change by identifying strategies that circumvent their deficits in executive functioning". Es wurde insbesondere die Relevanz der Coach-Klienten-Beziehung als Erfolgsfaktor für den Coachingprozess herausgestellt: „Coaching is clearly more than just monitoring weekly progress, rewards, and consequences. (...) The client-coach relationship appeared important to the success of the intervention" (Swartz, 2005, S. 651).

5.5 Bewertung der Konzepte

Zusammenfassend lässt sich festhalten, dass D'Amelio (2009) als einziger ein kleinschrittiges, strukturiertes Stufenmodell aus acht Phasen entwickelt hat, das im Einzelsetting Anwendung finden soll. Hervorzuheben ist die sehr lösungsorientierte, zielgerichtete und stark ausgeprägte Struktur des Coachingprozesses und die Einteilung in acht aufeinander aufbauende Phasen. Die Klienten werden zu Selbstregulation und Selbstmonitoring motiviert und die Bedeutung einer langfristigen Veränderung wird verdeutlicht. Auch die Betonung des sequentiellen Verfolgens eines einzigen Ziels wird in dieser Form nur noch von Ratey (2008) so dezidiert herausgestellt. Eine weitere Besonderheit in D'Amelios Modell ist die Stabilisierung des Erfolgs in der letzten Phase, womit er konsequent auf die Nachhaltigkeit des Coaching-Prozesses abhebt.
Zu erwähnen sei hier außerdem, dass D'Amelio et al. ergänzend ein Konzept für das Mehrpersonensetting entworfen hat. Allerdings nutzt er hierfür nicht das Beratungsformat Coaching, sondern wählt das Konzept der „psychoedukativen Gruppe", das Interventionsziele aus den Bereichen (1) Patienteninformation zur ADHS, (2) Erwerb von Copingstrategien zur Stärkung der Selbstmanagementfähigkeiten, (3) Erhöhung des Therapie-Verständnisses und der -Compliance sowie (4) Stärkung der emotionalen Entlastung über Interaktion mit anderen Betroffenen verfolgt (D'Amelio et al., 2009 S. 29 ff.). Kritisch zu bemerken sei an dieser Stelle, dass D'Amelio et al. den Begriff Psychoedukation nicht trennscharf von Coaching abgrenzt, da in seinem Konzept der „psychoedukativen Gruppe", wie oben dargestellt, ebenfalls Coaching-Elemente enthalten sind. Positiv zu bewerten ist die Kombination aus Einzel- und Gruppensetting, denn die Verbindung beider Beratungsformen kombiniert die jeweiligen Stärken bezogen auf den Veränderungserfolg. Ratey hingegen konzentriert sich mit ihrem Coaching-Modell auf das Einzelcoaching. Positiv hervorzuheben ist an diesem Modell die anschauliche triadische Anordnung der Elemente Partnerschaft, Struktur und Prozess, weil sie die Interkorrelation der drei Bestandteile transparent macht und auf die Dynamik und die Abhängigkeit dieser drei Komponenten im Prozess hinweist. Ein hoher Abstraktionsgrad zeichnet Ratey's Modell aus. Nur D'Amelio arbeitet auch mit einer Visualisierung seines Acht-Stufen-Modells. Alle weiteren hier erwähnten Wissenschaftler verzichten

auf Visualisierungen. Zudem sei erwähnt, dass Ratey dezidiert mit dem Begriff des „Self-Coaching" arbeitet (Ratey, 2008, S. 31 ff.). Zwar verwenden auch andere Forscher den Begriff, jedoch nicht so fokussiert. Darüber hinaus betont sie die Relevanz der Selbstakzeptanz gegenüber der ADHS-Symptomatik und die Stärkung der individuellen Willenskraft als Erfolgsvariable für den Coachingprozess. Sie definiert diese Haltungsvariablen als essentielle Grundlagen zum Erwerb der Selbstmanagementkompetenz, mit der ein Klient mittelfristig vom Coach unabhängig werden kann. Ein solcher Ansatz ist vor allem für jene Betroffenen attraktiv, die therapie- und trainingsmüde sind. Insbesondere für den arbeitsweltlichen Kontext scheint Ratey's Modell vergleichsweise gut anschlussfähig, weil sie zahlreiche anwendungsorientierte Methoden anbietet.
Die Stärkung der Selbstmanagementkompetenzen des Klienten versuchen Lauth und Minsel im Einzel- und Mehrpersonen-Setting zu realisieren. Sie wollen die Klienten u. a. zur Unabhängigkeit führen, indem die TN in der Gruppe Tandempartner finden, mit denen sie kooperieren und sich so mittelfristig vom Coach unabhängig machen sollen. Anzumerken ist hierbei, dass im Modell von Lauth und Minsel keine Ausbildungsbestandteile des Tandemcoachings enthalten sind, sodass dieser Ansatz, Unterstützung durch andere Betroffene zu nutzen, nicht zwingend als realistisch erscheint: Es könnte dem Tandempartner bisweilen an ADHS-spezifischem Fachwissen, Selbstreflexion und professioneller Beratungskompetenz mangeln. Hier setzt z. B. Ratey anders an, indem sie die Eigenverantwortung als conditio sine qua non zur Zielerreichung postuliert. Ziel des Coaching ist nach Ratey, dass der Klient sein Selbst-Coach wird. Dieser Ansatz knüpft konsequent an das Postulat der humanistischen Psychologie an, die eine Selbstaktualisierungstendenz intendiert. Kritisch ist bei Lauth und Minsel überdies die unscharfe Verwendung der Begriffe Training und Coaching anzumerken, die in der Literatur üblicherweise voneinander abgegrenzt werden. Positiv zu bewerten ist, dass Minsel und Lauth drei Wirksamkeitsstudien, eine formative und eine summative Evaluation sowie eine Wirksamkeitsuntersuchung hinsichtlich der individuellen Zielerreichung, vorgenommen haben. Aus diesen geht hervor, dass die TN ihre globale Funktionsfähigkeit verbessern konnten und ihre ADHS-Symptomatik abnahm (Lauth & Minsel, 2009).
Das Coaching-Konzept von Swartz et al. fand im Einzelsetting statt. Hierbei ist hervorzuheben, dass die Auswahl der TN ähnlich wie bei Lauth und Minsel im Vorfeld sehr sorgfältig getroffen wurde. Zu betonen ist, dass eine Wirksamkeitsstudie vorgenommen wurde, welche die Nachhaltigkeit des Coachings belegt. Anzumerken ist allerdings, dass die Wirksamkeit nur anhand einer sehr geringen Teilnehmerzahl nachgewiesen wurde.
Ein Schwachpunkt des Coachingkonzepts von Swartz et al. ist jedoch, dass es eine homogene Zielgruppe bestehend aus Studenten anspricht. Hier ist die Übertragbarkeit auf die Grundgesamtheit zu klein, weil die Anliegen aus dem Kontext des Studiums resultierten. Im Gegensatz dazu beziehen sich die anderen Modelle auf heterogene Zielgruppen aus der Arbeitswelt, was eine größere Bandbreite an Anliegen und somit eine bessere Anschlussfähigkeit für die berufliche Welt gewährleistet.
Somit lässt sich die Schlussfolgerung formulieren, dass die Modelle ihre jeweiligen Alleinstellungsmerkmale zeigen: die ausgeprägte Strukturiertheit bei D'Amélio, die Betonung auf den Prozess und das Selbst-Coaching bei Ratey, die Konzentration auf eine homogene TN-Gruppe bei Swartz et al. sowie die Unterstützung durch Tandem-Partner bei Lauth und Minsel.
Essentiell für den Erfolg ist die Kombination des Coachings im Einzel- und Mehrpersonen-Setting, wobei letzteres das Potential eines, wenn auch semiprofessionellen, Tandempartners nutzt und die Stärken eines Netzwerks im Veränderungsprozess aufgreift.
In der Kombination aus Einzel- und Gruppen-Coaching, das Trainings- und Coachinginhalte umfasst sowie die Stärken eines ADHS-Netzwerks von angeleiteten Tandempartnern beinhaltet, besteht eine Forschungslücke, die es zu schließen gilt. Das im folgenden Kapitel vorgestellte Coaching-Konzept soll einen Beitrag dazu leisten.

6 Das ADHS-Coaching-Konzept

6.1 Konzeptionelle Grundlagen 37
6.2 Der Beratungsansatz 40
6.3 Die Ziele des ADHS-Coachings 42
6.4 Die Umsetzung 42
6.5 Das Beratungssetting 43
6.6 Der Sechs-Phasen-Prozess des ADHS-Coachings 44
6.7 Die symptomgeleitete Interventionsauswahl 47
6.7.1 Aufmerksamkeitsdefizit 47
Problemanalyse und Zieldefinition 48
Definition und Aktivierung der internen und externen Ressourcen 49
Meilensteinplanung 50
Das Drei-Welten-Modell 50
6.7.2 Hyperaktivität 51
Das Differentielle Inkongruenz-Modell (DIM) 51
Tranceinterventionen 53
Der Work-Life-Balance-Kompass 53
Reflexion und Verfassen der eigenen Veränderungsgeschichte 54
6.7.3 Impulsivität 55
Das Innere Team 55
Das Rubikon-Modell der Handlungsphasen 57
Das transaktionsanalytische Konzept der Antreiberdynamiken 60
Interventionen zur Stärkung der Resilienz und Persistenz 60
Interventionen zur Emotionsregulation 61
6.8 Die ADHS-spezifischen Beraterkompetenzen 63

6.1 Konzeptionelle Grundlagen

Das im weiteren Verlauf beschriebene Coaching-Konzept richtet sich im Schwerpunkt an Personen mit ADHS-Symptomatik leichter bis mittlerer Ausprägung. Hiermit sind die Formen der ADHS gemeint, die komorbide Störungen ausschließen. Im Fokus der Beratung steht die Bearbeitung arbeitsweltlicher Anliegen.
In der Literatur existieren zahlreiche Hinweise darauf, dass Coaching bei ADHS wirksam sein kann (Goldstein, 2005; Krause & Krause, 2014; Ratey, 2002a; Ryffel-Rawak & Ryffel, 2004) und eine wissenschaftliche Betrachtung erfordert. Somit wird Coaching zunehmend als Behandlungsmethode diskutiert (D'Amelio et al., 2009; Kahl et al., 2012; Goldstein, 2005; Krause & Krause, 2014; Ryffel-Rawak & Ryffel, 2004). Kubik (2010) belegt mit einer Untersuchung an 45 ADHS-Betroffenen vor und nach einer Coaching-Intervention, dass sich „signifikant bessere Werte für [...] Kognition und Aufmerksamkeit" (Kahl et al., 2012, S. 168) ergeben. Das illustriert die Bedeutsamkeit des Coachings als Ergänzung des modularen Behandlungssystems.

ADHS bei Erwachsenen. http://dx.doi.org/10.1016/B978-3-437-31585-5.00006-2

Grundsätzlich stellt sich die Frage, welches Potential Coaching als erfolgversprechende Maßnahme für die Begleitung von ADHS-Betroffenen bei arbeitsweltlichen Anliegen bietet. Dabei ist zu beachten, dass sich die Wirksamkeiten von Coaching und anderer psychologischer Interventionen wie der Psychotherapie voneinander unterscheiden. Bislang ist festzustellen, dass die erforschte Wirksamkeit des Coaching geringer ist als die der Psychotherapie. Nach aktuellen Studien liegen die durchschnittlichen Verbesserungen im Coaching bei Effektstärken von g = .39 im Vergleich zu Kontrollgruppen (Theeboom, Beersma & van Vianen, 2013).

Die ersten Ansätze zur Analyse erfolgsrelevanten Coachingverhaltens stammen von Behrendt (2006) und Greif (2010). Diese Ansätze haben bislang wenig Eingang in die Praxis gefunden. Nach Greif (2013) sind in Deutschland lediglich 4,3 Prozent der Coachingsitzungen wissenschaftlich fundiert, in den USA 2,2 Prozent. Darüber hinaus existieren in der Coachingforschung aktuell keine eigenständigen wissenschaftlichen Modelle, welche die durch Coaching hervorgerufenen Verhaltensveränderungen beim Klienten und deren Zusammenhang mit wissenschaftlichen Erfolgsmaßen untersuchen. In der Psychotherapie hingegen finden sich differenzierte Erklärmodelle von Krank- und Gesundheit sowie von korrespondierenden sukzessiven Verhaltensänderungen, die auf dem Weg von Krank- zu Gesundheit beim Patienten induziert werden müssen (Grawe, 1998).

Diese Erklärungsmodelle ermöglichen den Psychotherapeuten wissenschaftlich fundierte Verhaltensanalysen und Tests (1) zur Diagnose der Eingangsvoraussetzungen, (2) zur Verfolgung des Verbesserungsprozesses im Laufe der Intervention und (3) zur Feststellung eines erfolgreichen Endergebnisses. Im Coaching liegt der Fokus jedoch nicht auf der Beseitigung von Krankheit. Vielmehr richtet sich Coaching, und hier im speziellen ADHS-Coaching, an Klienten mit arbeitsweltlichen Themen. Einer der Hauptgründe für Coaching ist der Wunsch nach Verhaltensänderungen (Jansen, Mäthner & Bachmann, 2003). Demzufolge erfordert eine stärkere wissenschaftliche Fundierung von Coaching nicht nur ein wissenschaftliches Modell zu den Wirkprozessen im Coaching, sondern auch ein wissenschaftliches Modell für erfolgreiches und weniger erfolgreiches Verhalten in der Arbeitswelt.

Die Arbeiten von Greif (2010) und Behrendt (2006) gehören zu den wenigen verfügbaren Studien, die anhand von Verhaltensanalysen zur Arbeit von Coaches versucht haben, den Wirkungserfolg zu prognostizieren. Der Coachingerfolg wurde von Behrendt (2006) durch die direkte Bewertung des Klienten im Anschluss an das Coaching sowie die spätere Zielerreichung in der Praxis des Klienten gemessen (Behrendt, 2004, 2006). Behrendt nutzte sieben Verhaltensskalen, die über Videoratings reliabel gemessen werden konnten. Diese Verhaltensskalen waren entweder beziehungsorientierte Skalen „Prozessführung geben", „kooperativ begleiten" und „Ressourcen aktivieren" oder themenorientierte Skalen, wozu „Verständnis vertiefen", „Motivation stärken" und „Handlungskompetenz verbessern" zählten. Als weitere Skala wurde „Probleme angehen" gewählt.

Der Coachingerfolg konnte durch die drei beziehungsorientierten Verhaltensskalen signifikant vorhergesagt werden: (1) Prozessführung geben: z. B. durch Strukturierung des Prozesses, kompetentes Auftreten und Vermittlung des Verfahrens. (2) Kooperative Begleitung: z. B. durch Aufnehmen der Anliegen des Klienten und kein Hinterfragen und Belehren sowie Fokus auf die Beiträge des Klienten. (3) Ressourcen aktivieren: z. B. durch Wertschätzung des Klienten, Fokus auf dessen Stärken, Mitgefühl zeigen und Zuversicht vermitteln.

Diese drei Verhaltensskalen stellen somit für Coaches die entscheidenden Handlungsvariablen für Erfolg dar (Regli, Bieber, Mathier & Grawe, 2000). Die vier anderen Kategorien waren im Sinne der Wirkung zwar wichtige Outputfaktoren erfolgreichen Coachings, erwiesen sich aber in Bezug auf das Verhalten des Coaches nicht als entscheidende Inputfaktoren (Behrendt, 2006).

Für einen hohen Umsetzungserfolg war es wichtig, dass Klienten berichteten, dass sie ihre Handlungskompetenz verbessern konnten. Dabei war nicht von Bedeutung, ob der Berater selbst dafür konkrete Anregungen gab, was der Konzeption von Coaching als Hilfe zur Selbsthilfe entspricht (Rauen, 2008). Die Klienten konnten demnach vor allem dann ihre Handlungskompetenz verbessern, wenn der Berater durch gute Beziehungsgestaltung die richtigen Rahmenbedingungen schuf (Behrendt, 2006).

Die Effektstärken waren mit Korrelationen bis zu r > .6 sehr groß (Behrendt, 2006). Die Validität dieser Ergebnisse wird etwas eingeschränkt durch die relativ kleine Stichprobe (n=35 Coachingsitzungen). Allerdings replizieren die Ergebnisse von Behrendt (2006) die früheren Ergebnisse im therapeutischen Kontext aus der Wirkfaktoren-Forschung um Grawe (Flückiger, Frischknecht, Wüsten & Lutz, 2008; Flückiger & Grosse Holforth, 2008; Regli, Flückiger & Grawe, 2004; Smith & Grawe, 2003, 2005; Smith, Regli & Grawe, 1999), was für hohe externe Validität spricht.

Die Erkenntnisse von Grawe (1998) und Behrendt (2006) wurden von Greif (2010) weiterentwickelt. Basierend auf einer Videoanalyse von 44 Coachingsitzungen zwischen Studierenden analysierten Greif, Schmidt und Thamm (2010) erfolgsrelevante Verhaltensweisen und deren Zusammenhang mit verschiedenen Erfolgsmaßen. Dabei konnten nicht alle Verhaltensweisen mit zufriedenstellender Reliabilität gemessen werden. Dennoch fanden auch Greif et al. (2010) starke positive Effekte auf Coachingerfolgsmaße. Zusätzlich zu den von Behrendt (2006) etablierten Verhaltensweisen wurden zwei weitere als reliabel und erfolgsrelevant etabliert: (4) Praxistransfer unterstützen: z. B. durch Fokus auf Planung, Umsetzung und das Ausräumen von Umsetzungshindernissen, (5) Feedback einholen: z. B. durch verbales Feedback des Klienten oder durch quantitative Evaluationen des Coachingprozesses.

Zusammenfassend lässt sich feststellen, dass ein wissenschaftlich arbeitender Coach fünf Verhaltensweisen einsetzen sollte: Er sollte (1) Prozessführung geben, (2) kooperativ begleiten, (3) Ressourcen aktivieren, (4) Praxistransfer unterstützen und (5) Feedback einholen. Da diese Studienergebnisse erfolgsrelevante Komponenten des Coachings darstellen, bilden sie die Grundlage des im Folgenden beschriebenen ADHS-Coaching-Konzeptes.

Resultierend aus der **Symptomtrias** zeigen Klienten mit ADHS-Symptomen einen ausgeprägten Bedarf an strukturgebenden Elementen in einem Veränderungs- und Zielerreichungsprozess. Angelehnt an die Erkenntnisse von Grawe (1998), Behrendt (2006) und Greif et al. (2010), die (1) „Prozessführung geben" als eine erfolgsrelevante Variable im Coaching darstellen, orientiert sich das Leitmotiv beraterischen Handelns im vorliegenden ADHS-Coaching-Konzept an dem Handlungsprinzip der Prozessführung *„Strategy follows structure"*. Begründet wird dies wie folgt: Zwar können sich die ADHS-Betroffenen Ziele setzen und daraus theoretisch eine Strategie ableiten, sie scheitern aber häufig in der Praxis aufgrund der ADHS-spezifischen Kompetenz- und Performanzdefizite (Lauth & Minsel, 2009, S. 33 ff.). Kompetenzdefizite treten vor allem bei exekutiven Funktionen wie Struktur, Planung und Organisation, Emotionssteuerung sowie der Kommunikationskompetenz und in der Nutzung des Arbeitsgedächtnisses auf. Mit Performanzdefiziten sind Schwierigkeiten gemeint, Motivation in Handlung umzusetzen, Ziele für einen längeren Zeitraum zu fokussieren und in eine operative Tages- oder Wochenstruktur zu implementieren (ebd.; weitergehende Informationen unter ➤ A-C) „AD/HD coaching uses a process of inquiry to discover ways in which a client can [...] function optimally with a disability (...). AD/HD coaching provides clients with structure support, skills and strategies" (Barkley, 2006, S. 70).

Erst wenn der Coach eine Prozessführung vorgibt, indem er mit dem Klienten eine klare Struktur für den Veränderungsprozess oder die Zielerreichung definiert, kann eine lösungsorientierte Strategie entwickelt werden, welche die Basisvariablen sequentielles Arbeiten, Konsequenz und disziplinierte Zielverfolgung als conditiones sine qua non beinhalten. Die Struktur verschafft dem Betroffenen die benötigten stabilen Rahmenbedingungen und die Sicherheit, die als Erfolgsgarant im Veränderungsprozess steht.

In diesem Kontext stellt der ADHS-Coach eine (2) „kooperativ begleitende Arbeitsatmosphäre“ sicher, die sich durch Wertschätzung und Empathie auszeichnet, was der durch Grawe (2004), Behrendt (2006) und Greif et al. (2010) empirisch belegten, erfolgsrelevanten Verhaltensweise für den Berater im Coaching entspricht. Somit entwickelt der Coach mit dem Klienten Muster und Verhaltensweisen, die seine Ressourcen und sein Potential aufgreifen. Darauf aufbauend, werden konsekutive Handlungsanleitungen erarbeitet (Ratey, 2008, S. 59). Wenn dies dem Coach gelingt, sind die Bedingungen an die erfolgsrelevanten Verhaltensweisen des Coaches (3) „Ressourcen aktivieren“ und (4) „Praxistransfer unterstützen“ nach Grawe (2004), Behrendt (2006) und Greif et al. (2010) erfüllt. Coaching fokussiert dabei auf das Entwickeln von Routinen, um somit langfristig die Zielerreichung sicherzustellen und ein Erfolgserlebnis zu vermitteln.

Im Zielerreichungsprozess soll der Berater kontinuierlich die Richtigkeit seines beraterischen Handelns evaluieren, indem er vom Klienten verbales Feedback einholt, um sich der Anschlussfähigkeit seiner eingesetzten Coachingmethoden beim Klienten rückzuversichern. Dies entspricht der fünften als reliabel und erfolgsrelevant ermittelten Verhaltensweise: (5) „Feedback einholen“ nach Grawe (2004), Behrendt (2006) und Greif et al. (2010).

Abschließend lässt sich konstatieren, dass die durch den Coachingprozess erarbeitete Zielerreichung die Selbstbestätigung von ADHS-Betroffenen stärkt, sie zum Einhalten von Strukturen motiviert, die Ressourcenwahrnehmung aktiviert und durch das kooperative Begleiten den Glauben an die Selbstautonomie ermöglicht, um den Betroffenen so einen erfolgreichen Praxistransfer zu bieten. Wenn konkrete neue Handlungsmuster für den ADHS-Klienten erfolgreich eingespielt sind, kann dieser in Folge eine Erweiterung seines Selbstkonzepts erfahren, was der Coach im Rahmen des Feedbackprozesses ermitteln kann.

6.2 Der Beratungsansatz

Die Prinzipien des personzentrierten Coachingsansatzes (PZA) zeigen Parallelen zu dem von Behrendt (2006) beschriebenen wirksamen Coachingvorgehen. Das Konzept des PZA ist ebenfalls auf Hilfe zur Selbsthilfe angelegt (Rogers, 2009a, 2010). Es legt besonderen Wert auf ressourcenaktivierendes Verhalten sowie eine kooperative, nicht distanzierte Beziehungsgestaltung und fördert durch diese Prinzipien unmittelbares Erleben und Klärung. Damit liegt die Hypothese nahe, dass der PZA als geeigneter Ansatz erscheint, erfolgreiche Coachingergebnisse, wie sie Behrendt (2006) beschreibt, zu erzielen. Dieser Ansatz eignet sich auch für das Coaching von ADHS-Betroffenen. Denn das handlungsleitende Axiom des PZA ist die Aktualisierungstendenz nach Rogers (2009a), womit eine dem Organismus inhärente Fähigkeit gemeint ist, die jeden Menschen zur permanenten Weiterentwicklung seiner Persönlichkeit antreibt (Korunka, 1992). Folglich gilt das Axiom der Aktualisierungstendenz ebenfalls für ADHS-Betroffene.

Auch die Grundannahmen der Transaktionsanalyse (TA), denen ebenfalls das Menschenbild der humanistischen Psychologie zugrunde liegt, prägen den Ansatz des ADHS-Coaching-Konzeptes. Gemäß TA werden Menschen mit psychischen Störungsbildern als vollwertige Handlungsträger betrachtet, die bei ausreichendem Wissen über ihr Störungsbild und aktiver Beteiligung am Veränderungsprozess ihre Probleme lösen können (Steiner, 2009).

Die Situationsanalyse und -deutung des ADHS-Coachingkonzepts basiert auf den Kriterien des Differentiellen Inkongruenzmodells (DIM) von Speierer (2002, 2005, 2007). In der PZA-Beratung bietet das DIM Möglichkeiten zur „Diagnose persönlicher Hemmungen bei der Entfaltung vorhandener Potentiale und Ressourcen" (Hosak, 2006, S. 123 ff.). Die Situationsdeutung basiert demnach auf dem salutogenetischen Ansatz und orientiert sich am Potential des Coachees. Die Aufgabe des Beraters besteht darin, Ressourcen und Potentiale des Klienten zu bearbeiten und zu stärken. Dies ist für ADHS-Klienten besonders relevant, weil sie aufgrund ihrer Andersartigkeit häufig Erfahrung mit Unverständnis und Abwertung durch ihre Interaktionspartner erlebt haben (Hallowell & Ratey, 2003).

Die Haltung des ADHS-Beraters orientiert sich an den drei hinreichenden und notwendigen Bedingungen zum Aufbau einer wachstumsfördernden Beziehung des PZA: Empathie, Akzeptanz und Kongruenz (Rogers, 2009a) sowie an den ADHS-spezifischen Haltungskomponenten Ermutigung und „Empowerment" (Ratey, 2002a, S. 262). Der Coach verhilft dem Klienten zu einer Haltung, die von wohlwollender Selbstakzeptanz geprägt ist, wonach die ADHS-Symptomatik eine Thematik darstellt, die der Betroffene zu akzeptieren und anhand der von ihm mit dem Berater zu erarbeitenden Strategie zu steuern erlernt. Die Haltung des ADHS-Coaches kann sich dabei stärker direktiv gestalten als gegenüber Klienten ohne ADHS. Der Coach verbindet zwei Beratungskonzepte: die reflexive Prozessbearbeitung und die Expertenberatung.

In der Rolle des reflexiven Prozessbegleiters übernimmt der Coach die Verantwortung für das Prozessmanagement, er sichert die Steuerung des Veränderungsprozesses und setzt symptomgeleitete Methoden ein. Der Klient bleibt in der inhaltlichen Verantwortung für sein Anliegen: Er teilt dem Coach mit, in welchem arbeitsweltlichen Bereich er Unterstützung sucht, welches Ziel er avisiert und an welchen möglichen Teilzielen er sich in seinem Veränderungserfolg messbar machen lassen will.

In der Rolle des Expertenberaters muss der Coach bei der Bearbeitung der aus der Symptomtrias resultierenden Themen entscheiden, welcher Kenntnisumfang über die Symptomatik ADHS als wichtige Ressource für den Klienten bei der Bewältigung seines Anliegens erzielt werden soll. Basierend auf seiner arbeitsweltlichen Erfahrung kann er ebenfalls durch Expertenrat beim Erwerb der notwendigen Routinen im Veränderungsprozess helfen. Hierbei ist zu betonen, dass auch in der Rolle des Experten Wertschätzung und Respekt die Haltung des Coaches charakterisieren soll, er versteht sich partiell direktiv und stets wohlwollend führend und bleibt Koproduzent im Veränderungsprozess des Klienten, damit dieser die Eigenverantwortlichkeit für sein Prozessergebnis stärkt. Daraus erwächst eine Selbstkonzepterweiterung und die Bewusstseinsbildung, Unabhängigkeit zu erlernen.

Die Beziehungsqualität zwischen Coach und Klienten ist dabei geprägt von drei Kernwerten, die in dem Akronym *SPE*, dem lateinischen Ablativ für das deutsche Wort Hoffnung, zusammengefasst sind und als notwendige Bedingungen für die Haltung von Coach und Klient im Veränderungsprozess sichergestellt sein sollen: *S* steht für Stabilität, *P* für Partnerschaft und *E* für Eigenverantwortung. Der Coach verhilft dem Coachee mit spezifischer Fach-, Methoden-, Sozial- und personaler Kompetenz zur *Stabilität*. Dies erfolgt in einem *partnerschaftlichen* Prozess, in dem die *Eigenverantwortung* des Klienten gestärkt wird. Stabilität bietet vor allem Menschen mit ADHS-Symptomen Orientierung sowie Sicherheit und wirkt damit dem Aufmerksamkeitsdefizit und der Impulsivität entgegen (D'Amelio et al., 2009). Die partnerschaftliche Arbeitsatmosphäre ist in hohem Maße bedeutsam für ADHS-Betroffene, weil diese meist Abhängigkeitsverhältnisse zu Ärzten und Therapeuten erlebt haben. Eigenverantwortung bildet die Basis für die beabsichtigte Loslösung vom Coach und die angestrebte Kompetenz des Selbstcoachings.

Bei der Methodenauswahl setzt der Berater symptomgeleitete Interventionen aus verschiedenen Schulen ein (➤ Kap. 6.7). Demzufolge wird das ADHS-Coachingmodell als schulenübergreifendes Beratungskonzept verstanden, welches Interventionen des PZA, der TA, der Gruppendynamik (GD) insbesondere im Mehrpersonensetting, der systemischen Beratung, des hypnosystemischen Coachings sowie der Expertenberatung umfasst.

6.3 Die Ziele des ADHS-Coachings

Basierend auf den konzeptionellen Grundlagen und dem ADHS-spezifischen Beratungsansatz verfolgt das Coachingkonzept fünf Ziele:
(1) Aufmerksamkeitsfokussierung: Mangelnde Aufmerksamkeit hat einen negativen Einfluss auf die Motivation. Daher hilft der Coach, abstrakte Ziele zu konkretisieren und die Aufmerksamkeit des Klienten auf dieses Ziel hin zu bündeln. Der Coach befähigt den Coachee, langfristig Distraktoren selbst zu identifizieren und zu eliminieren, die Aufmerksamkeit zu verbessern und Feedback funktional zu verarbeiten. Das gemeinsame Bewusstsein für die sorgfältige Zielselektion schafft den Rahmen für eine positive Anspannung, in dem der Betroffene durch Zeitpläne und Feedback zu seinem Ziel begleitet wird.
(2) Selbstwertsteigerung: Scham, Schuld und Angst sind Themen vieler ADHS-Betroffener. Der Coach unterstützt dabei, negative Emotionen und deren Trigger zu identifizieren und effektive Bewältigungsstrategien zu erarbeiten.
(3) Motivation: Durch Erinnern an die Prioritäten ermutigt der Berater den Betroffenen, den Zielfokus zu behalten und sein Selbstbewusstsein zu stärken. Unterstützt wird dies durch Belohnungssysteme.
(4) Bewusstseinsbildung: Der Coach verschafft dem Klienten Verständnis dafür, dass sich viele Herausforderungen nicht durch die Persönlichkeit, sondern aus der ADHS-Symptomatik ergeben.
(5) Autonomie: Der Coach leitet den Klienten an, sich durch die Erhöhung seiner Selbststeuerung und Selbstwirksamkeit vom Berater zu lösen und unabhängig zu werden.

6.4 Die Umsetzung

Im Mittelpunkt des Veränderungsprozesses steht die angestrebte Erkenntnisbildung des Klienten, die sich anlehnt an den Aphorismus Immanuel Kants: „Ich kann, weil ich will, was ich muss" (Kant, 1798, S. 148 f.). Dieser Aphorismus lässt sich wie folgt auf die Umsetzung des Konzepts übertragen: Grundlage für den Coachingerfolg ist die starke Veränderungsmotivation des Klienten. Durch die vom Berater angeleitete Ressourcenaktivierung soll der Coachee das Selbstbewusstsein entwickeln, dass er sich verändern *kann*. Diese Erkenntnis bildet die Basis für die Willensbildung des Klienten, sodass dieser sich tatsächlich verändern *will*, und die Notwendigkeit erkennt, dass er Verantwortung dafür übernehmen *muss*, sein Leben entsprechend der ADHS-Symptomatik anzupassen, um es selbstständig führen zu können – „take responsibility to adjust their life accordingly" (Ratey, 2008, S. 19).
Die Umsetzung der Prozessschritte orientiert sich an einem Leitmotiv, das mit dem Akronym *STEP* zusammengefasst ist. Es leitet sich wie folgt her:
S steht für Sequentialität, *T* für Tools, *E* für Eigensteuerung und *P* für Power.

Mit Hilfe einer *sequentiellen* Strategie, der ADHS-symptomgeleiteten Auswahl an *Tools* (➤ Kap. 6.7), einer klar definierten und verpflichtenden Terminabfolge der Coachingsitzungen sowie einer angeleiteten *Eigensteuerung* sollen Menschen mit ADHS *Power* und damit Macht über sich selbst gewinnen, um nicht länger ihren symptombedingten Problemkonstellationen ausgeliefert zu sein. Der Berater begleitet den Coachee in einem graduell angelegten Veränderungsprozess, bestehend aus überschaubaren Teilschritten. Das Akronym *STEP* steht symbolisch als Handlungsprinzip für den Prozess und repräsentiert den ersten *Schritt* in ein selbstgesteuertes Leben.

6.5 Das Beratungssetting

Das ADHS-Coaching-Konzept sieht die Beratung im Einzel- und Gruppensetting vor, um die Stärken des jeweiligen Beratungsformats für den ADHS-symptomorientierten Bedarf der Klienten zu nutzen und im Veränderungsprozess verknüpfen zu können. Folglich ergänzt dieses Konzept die existierenden Modelle (➤ Kap. 5), weil die Mehrzahl jeweils nur ein Coaching-Setting umfasst. Den Schwerpunkt dieser Arbeit bildet das Einzelformat, weil es stärker bedarfsgerecht und individuumzentriert ausgestaltet werden kann. Das Gruppensetting wird aufgrund des vorgegebenen Umfangs der Arbeit im Folgenden kurz skizziert. Vertiefende Informationen finden sich unter ➤ A-D-1.

Der sechsphasige Prozessverlauf gilt für beide Settings, Unterschiede ergeben sich in den Zielen, der Methodenauswahl und der Sitzungsabfolge. Während sich die terminliche Abfolge des Einzelsettings individuell an den aktuell dominierenden arbeitsweltlichen Anliegen des ADHS-Klienten orientiert und engmaschig stattfinden kann, erscheint für das Gruppen-Coaching ein Prozessablauf in einer fest definierten Sitzungsabfolge sinnvoll.

Das Gruppencoaching soll – in Ergänzung zum Einzelcoaching – die für den arbeitsweltlichen Kontext relevante und für ADHS-Klienten tendenziell entwicklungsbedürftige Interaktions- und Kommunikationskompetenz stärken. Zudem dient das Gruppensetting dazu, die Selbstakzeptanz der TN über den Austausch mit anderen Betroffenen zu erhöhen. Sie können darüber hinaus ein Netzwerk aus Menschen mit ähnlichen Fragestellungen bilden. Denn die Gestaltung und Pflege eines intakten Beziehungsnetzes gilt als eine in Problemsituationen rückhaltgebende psychosoziale Ressource, die das Selbstwertgefühl steigert (Lorenz, 2005). Außerdem ist für das Mehrpersonensetting konzeptionell vorgesehen, in der Gruppe Kooperationspartner zu benennen, die interessiert und motiviert sind, die Rolle der Unterstützenden für andere TN einzunehmen. Diese Kooperationspartner sollen mit ADHS-spezifischem Wissen und Grundlagen professioneller Coachingkompetenz ausgestattet werden, um auf die Aufgabe vorbereitet zu sein.

Im Gegensatz zum Einzelsetting, in dem insbesondere symptomgeleitete Interventionen (➤ Kap. 6.7) Anwendung finden sollen, sind für das Mehrpersonensetting vornehmlich gruppendynamische Interventionen vorgesehen. Dazu zählen neben den wie im Einzelsetting vorgesehenen PZA-Methoden des aktiven Zuhörens, Paraphrasierens und Doppelns von Ausgesprochenem und Unausgesprochenem als weitere Kongruenz schaffende Interventionen das Ansprechen von Störfaktoren in der Gruppe sowie verbalisierte Einladungen zur Konfliktbearbeitung. Zu den gruppendynamischen Interventionen zählen außerdem Moderationstechniken wie das Sammeln, Strukturieren und Priorisieren von Wortbeiträgen und Themen, das Zusammenfassen der Ergebnisse sowie das Definieren von Maßnahmen. Außerdem werden das Aufstellen und Einhalten der Regeln konstruktiven Feedbacks praktiziert (➤ A-G) (Cohn, 1980). Aus der systemischen Schule wird das Reflecting Team eingesetzt (Ewert & Karmann, 2006), womit die Reflexion eines Anliegens im Gruppenkontext unter der Leitung des Beraters gemeint ist. Hierbei wird der TN, der ein Anliegen vorträgt, von den anderen Gruppenmitgliedern durch beratende, reflektierende und Perspektivwechsel auslösende Anmerkungen und Beobachtungen unterstützt und zur Lösungsfindung angeregt. Durch Methoden der Visualisierung wird für Übersichtlichkeit im Prozess gesorgt. Diese Methoden werden in unterschiedlichen Gruppenzusammensetzungen, in Diaden, Triaden und Kleingruppen, eingesetzt. Die Ergebnisse der Kleingruppenarbeit lässt der Berater im Plenum zusammentragen und visualisieren. Der Coach übernimmt die Rolle des Moderators und „des Klärungshelfers" (Stahl, 2012, S. 132) (Fragebogen zum Gruppencoaching unter ➤ A-D-2).

6.6 Der Sechs-Phasen-Prozess des ADHS-Coachings

Im Folgenden werden die sechs Phasen des ADHS Coachingprozesses beschrieben. Die Pfeile in der nachfolgenden Grafik, die in jeweils zwei Richtungen zwischen den Phasen zeigen, implizieren, dass der Coachingprozess als iterativer Prozess reflexiver Bearbeitung zu verstehen ist, in dem auch Wechselwirkungen zwischen den Phasen möglich sind. Im Anschluss an die Darstellung werden die Besonderheiten der einzelnen Phasen herausgearbeitet.

Die erste Phase, die *Kongruenz-Phase,* fasst die Kontakt- und die Kontrakt-Phase (Maurer, 2009) zusammen. Im Mittelpunkt stehen das Kennenlernen und das Herstellen einer guten Arbeitsbasis. Belardi (2009) folgend dient sie dem Austausch über das, was als Problem seitens des Klienten empfunden wird und soll einen ersten Einblick in die Arbeitsweise des Coaches vermitteln. Demzufolge umfasst diese Phase die Kontraktklärung und die schriftliche Vertragsdefinition. Es wer-

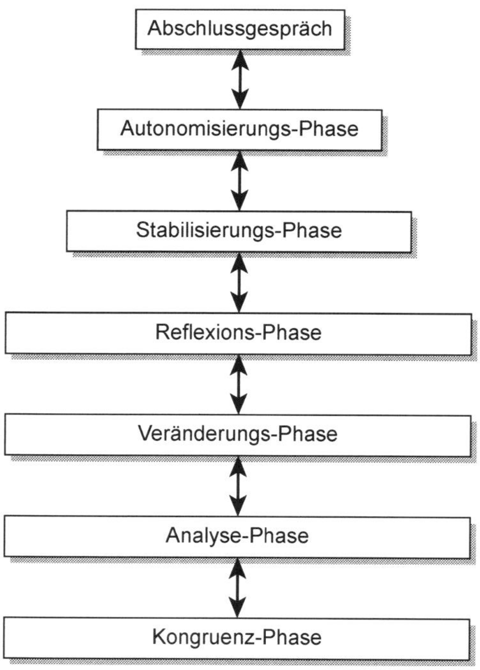

Abb. 6.1 Der sechsphasige Prozessverlauf des ADHS-Coachings [L231]

den u. a. die Rahmenbedingungen wie Thema, Ziele, Art und Umfang der Zusammenarbeit besprochen, die als Grundlage für die gemeinsame Arbeit gelten, in Form einer Coaching-Vereinbarung werden sie verschriftlicht. Der Vertrag beinhaltet zudem einen Hinweis auf die Bereitschaft des Klienten, den Coach von seiner Schweigepflicht zu entbinden, wenn dieser den Informationsaustausch mit dem Psychotherapeuten und Mediziner als erforderlich erachtet, um den Entwicklungsprozess des Klienten effektiv zu gestalten. Des Weiteren muss der Klient versichern, sich bei Bedarf und entsprechender Diagnose begleitend in eine therapeutische und medizinische Behandlung zu begeben (➤ Coaching-Vereinbarung A-E). Überdies schließen Klient und Coach einen psychologischen Vertrag, eine sogenannte Bündniserklärung über Themen und mögliche Tabubereiche, Zielsetzungen und Erfolgskriterien sowie Regeln und Methoden für die Themenbearbeitung. Formaler Vertrag und Bündnisvereinbarung sind Ziele des Erstgesprächs, das im Anhang (➤ A-F) genauer erläutert wird.

Die zweite Phase, die *Analyse-Phase,* stellt den eigentlichen Beginn des Coachingprozesses dar. Sie dient, wie die Klärungsphase nach Maurer (2009), der Verdeutlichung und Reflexion darüber, was vom Klienten als schwierig oder belastend empfunden wird und welche Selbstkonzeptanteile gemäß PZA hierbei betroffen sind. Hier exploriert der Coachee das Problem, aktualisiert damit sein verfügbares Wissen über den unerwünschten Ist-Zustand und macht seine subjektive Wahrnehmung der Realität gegenüber dem Berater deutlich. Klienten mit ADHS-Symptomen werden zur Fokussierung und Priorisierung eines relevanten Ziels angehalten, angesichts ihrer Schwäche, in einer für sie wahrgenommen diffusen Problemsituation ein klares, eindeutiges Ziel zu definieren. Daher leitet der Coach neben der Analyse des Ist-Zustandes auch zu einer Präzisierung des Zielzustandes an.

In der dritten, der *Veränderungs-Phase,* werden folgende Themen angestrebt: (1) Definition von Maßnahmen zur Zielerreichung, (2) Setzen von Prioritäten, (3) Entwicklung einer Maßnahmenplanung, (4) Ermittlung von Bewältigungsstrategien, (5) Umsetzung der Maßnahmen und (6) wertschätzendes Würdigen des Erfolgs. Die Veränderungsphase ist im ADHS-Coaching streng sequentiell aufgebaut, weil die Klienten zum parallelen Verfolgen mehrerer Ziele neigen (Kahl et al., 2012). Der Berater erarbeitet mit dem Coachee eine in Bezug auf das Problem stimmige Lösung (Maurer, 2013b). Er wählt Interventionen, die auf die ADHS-Symptomatik zugeschnitten sind (➤ Kap. 6.7) und die langfristig die Selbstverantwortung und Unabhängigkeit erhöhen.

In der *Reflexions-Phase* werden die erlebten Phasen evaluiert. Zunächst findet eine durch den Coach angeleitete Selbstevaluation des Klienten statt. Der Coach nimmt dabei eine non-direktive Haltung ein und leitet den Coachee durch PZA-Methoden wie aktives Zuhören (➤ A-J), paraphrasieren und zusammenfassen dazu an, eine Selbstbewertung seines bisher erreichten Veränderungsfortschritts vorzunehmen. Dabei beantworten Berater und Klient die folgenden Fragen: (1) Was funktioniert von den in der Veränderungsphase erarbeiteten Maßnahmen? (2) Welche Veränderungsmaßnahmen wurden nicht erfolgreich umgesetzt oder waren im klientenrelevanten arbeitsweltlichen Kontext möglicherweise nicht anschlussfähig? (3) Wie lassen sich die Veränderungsmaßnahmen modifizieren, ergänzen oder neu definieren? (4) Welche zusätzlichen Maßnahmen werden benötigt, um in die nächste Phase im Veränderungsprozess überzugehen? Im Rahmen dieser Evaluation fasst der Klient das bisher erarbeitete Ergebnis mit Bezug auf das zu Beginn des Coachingprozesses formulierte Anliegen zusammen, er lenkt damit seine Aufmerksamkeit auf das Erreichte. Durch das Doppeln verstärkt sich die Bewusstseinsbildung für den Klienten; sein Selbstwert wird aufgrund des Erfolgs, den er bisher erzielt hat, erhöht.

In der Nachbearbeitung erstellt der Coachee eine Präsentation zu seinem Veränderungsfortschritt, die er dem Berater im daran anschließenden Prozessschritt vorstellt. An dieser Stelle im Prozessverlauf sieht das Coaching-Konzept eine mögliche Verknüpfung von Einzel- und Gruppen-Settings (➤ Kap. 6.5) vor; umgesetzt werden soll dies durch ein Tages- oder Wochenend-Seminar der ADHS-Gruppe, an dem die TN ihre im Einzelsetting erarbeiteten Präsentationen vorstellen und von Berater und Gruppe Feedback erhalten.

Während für den Klienten die Inhalts- und Erfolgsevaluation von Interesse sind, ist für den Berater die Methoden- und Prozessevaluation bedeutsam. Die Reflexion erfolgt, wie nach Maurer (2009), im Anschluss an die einzelnen Coachingsitzungen, zudem aber auch als eigenständige Phase im Coachingprozess nach der Veränderungsphase, weil an dieser Stelle im Prozess nicht nur das subjektive Erleben des Klienten relevant ist (Maurer, 2013b), sondern auch, wie nach Belardi (2009), die Ausweitungssituation betrachtet wird. Somit stellt diese Reflexionsphase einen zentralen Prozessabschnitt und ein Differenzierungsmerkmal des ADHS-Coachings dar. Denn hier unterscheidet sich der Prozessverlauf vom Coachingprozess für Klienten ohne ADHS-Symptome: Wird bei letzteren nach der Veränderungsphase in der Regel die Abschlussphase angestrebt, impliziert das ADHS-Coachingmodell an dieser Stelle im Prozess eine Zwischenevaluation, die den Verselbständigungsprozess durch zwei Folgephasen bewusst konzeptionell verankert und durch die Reflexionsphase einleitet.

Denn eine Konzeption des ADHS-Coaching-Prozessverlaufs kann nicht a priori eine vom Coach unabhängige Verselbständigung des Klienten nach der Veränderungs- und Reflexionsphase voraussetzen, wie es z. B. der fünfphasige Prozessablauf nach Maurer (2009, S. 76 ff.; Abbildung ➤ A-H) für Klienten mit arbeitsweltlichen Anliegen vorsieht. Vielmehr muss an dieser Stelle im Vorgehen ein eigens für diese Verselbständigung angelegter Prozessabschnitt konzipiert sein, in dem Klient und Berater überprüfen, ob der Coachee in den Verselbstständigungsprozess der Stabilisierungs- und Autonomisierungsphase einsteigen kann. Die Analyse und Bewertung der Erfolgsbedingungen bilden somit die Grundlage für die gemeinsame Entscheidung zur Überleitung in die Verselbständigung. Wurde das Ziel bis zu diesem Zeitpunkt nicht zufriedenstellend erreicht, kann der Coachingprozess über den Rückbezug auf vorherige Phasen erweitert werden. Bei Klienten mit adulter ADHS stellt diese Option eine essentielle Erfolgsvariable dar, weil der Erwerb neuer Handlungsmuster so intensiv gestaltet werden muss, dass vom Klienten Routinen entwickelt werden können (Ratey, 2008).

Fällt die Bewertung positiv aus, geht der Coachee über in die fünfte Phase, die *Stabilisierungs-Phase.* Da ADHS-Klienten sehr unterschiedliche Ausprägungsgrade der Symptomatik aufweisen, impliziert das ADHS-Coaching-Phasen-Modell in diesem Prozessabschnitt eine individuumzentrierte und bedarfsgerechte Flexibilität. In dieser Phase kann der Berater den Kunden begleitend unterstützen durch für den arbeitsweltlichen Kontext gut anschlussfähige Kommunikationsformen wie Telefon-Coaching, SMS oder WhatsApp oder die Betreuung am Arbeitsplatz. Der Klient verifiziert unter Anleitung des Beraters, ob die in der Veränderungsphase erworbenen und in der Reflexionsphase überprüften Handlungsmuster für seinen arbeitsweltlichen Kontext geeignet sind und diese damit die Nachhaltigkeit für den Coachingerfolg sicherstellen können. Weiterhin bewerten Berater und Coachee, ob der Klient die neuen Verhaltensmuster konsequent durchführt. Bei Bedarf werden Musterunterbrechungen erarbeitet, um eine langfristige Stabilisierung des Coachingprozesses zu gewährleisten. Auch die Identifikation potenziell erfolgshemmender Handlungsmuster ist von Bedeutung. Hierzu bittet der Berater den Klienten um Ehrlichkeit in der Selbsteinschätzung. Zudem werden Belohnungsrituale initiiert, mit denen der Klient seine Motivation und die Resilienz für die langfristige Verhaltensänderung stärken kann. Dies ist für die Betroffenen aufgrund ihrer geringen Ausdauer und Frustrationstoleranz besonders bedeutsam.

Die sechste Phase, die *Autonomisierungs-Phase,* zählt zu den besonders erfolgsrelevanten Phasen im Coaching-Prozess. Sie begründet sich dadurch, dass in dieser Phase der Ablösungsprozess des Klienten erarbeitet wird. Daher treffen sich Coach und Klient in einem größeren Zeitabstand. Zwi-

schen den Sitzungen wird der Coach den Coachee, im Gegensatz zur Stabilisierungsphase, nur bei Bedarf per Telefon-Coaching oder SMS begleiten. Während der Sitzungen bewerten Coach und Klient kritisch, welche neuen Routinen der Coachee aus den in der Stabilisierungsphase überprüften Handlungsanleitungen regelmäßig bei der Bewältigung seiner arbeitsweltlichen Anliegen implementiert. Es wird zudem reflektiert, welche Muster noch modifiziert oder gestärkt werden müssen, um zu Routinen zu werden und die angestrebte Kompetenz des Selbstcoachings zu erreichen.
In der *Abschlusssitzung* am Ende der Autonomisierungsphase wird das Coaching mit einer Würdigung des Erfolgs beendet. Die Coachingvereinbarung zwischen Berater und Coachee wird aufgelöst und die Rollenbeziehung beendet.
Hier ist in der Konzeption erneut eine mögliche Verknüpfung des Einzel- und Gruppensettings vorgesehen. Stattfinden kann ein Gruppencoaching, in dem die TN, die am Ende ihres Prozesses im Einzelcoaching stehen, zentrale Themen ihres Veränderungsprozesses vortragen. Außerdem sollen sie die TN über die Maßnahmen und Strategien ihrer Erfolgssicherung in Zusammenarbeit mit ihrem Kooperationspartner informieren. Relevante Fragen, die sie beantworten, sind z. B.: Wie erfolgreich war die Zusammenarbeit mit dem Partner? Wer konnte dem Partner in welcher Weise und mit welchen Maßnahmen helfen? Welche Schlussfolgerungen können gezogen werden?
Da bei ADHS-Klienten durchaus mehrere Anliegen bearbeitet werden müssen, wird zwischen Klient und Coach geklärt, ob ein Anschlussauftrag erforderlich ist.

6.7 Die symptomgeleitete Interventionsauswahl

Wenn die Symptomtrias der ADHS-Betroffenen betrachtet wird, stellt sich die Frage, welche Methoden ausgewählt werden müssen, um die Kardinalsymptome und die daraus resultierenden arbeitsweltlichen Problemthemen zu bearbeiten. Daher werden im Folgenden analog zu den Symptomen Kongruenz schaffende Interventionen exemplarisch kategorisiert. Die Methoden dienen nicht ausschließlich der Bearbeitung des jeweils genannten Defizits, sondern können ggf. auch bei der Bearbeitung der weiteren Kardinalsymptome hilfreich sein. Zu den Methoden finden sich im Anhang vertiefende Informationen. Bisher existieren nur wenige Studien, die sich mit der Wirksamkeit von Coaching beschäftigen. Die nachfolgend aufgeführten Interventionen lassen sich in zwei Kategorien klassifizieren: (1) Interventionen, die bereits auf ihre Wirksamkeit hin beforscht wurden; in diesem Fall wird auf die jeweiligen Studien hingewiesen und eine Übertragung auf die Bezugsgruppe der ADHS-Betroffenen vorgenommen. (2) Alle weiteren Interventionen, zu denen noch keine empirischen Wirksamkeitsbelege vorliegen, werden danach ausgewählt, welche Methoden für die Bezugsgruppe der Klienten mit ADHS geeignet erscheinen.

6.7.1 Aufmerksamkeitsdefizit

Aus dem Aufmerksamkeitsdefizit (➤ Kap. 2.1) resultieren arbeitsweltliche Probleme wie Desorganisation, Strukturschwäche, Vergesslichkeit und mangelndes Zeitmanagement. Daher lassen sich folgende Themenfelder für das Coaching klassifizieren: Erhalt und Steigerung der Konzentrations- und Leistungsfähigkeit, Verbesserung der Planung, Organisation und Umsetzung. Im Folgenden werden Interventionen zur Problemanalyse und Zieldefinition, zur Ressourcenaktivierung, die Meilensteinplanung sowie das Drei-Welten-Modell thematisiert.

Problemanalyse und Zieldefinition

Der Problemanalyse und der Zieldefinition kommen im Coaching erfolgsrelevante Bedeutung zu. Behrendt (2006) konnte in einer Studie das therapeutische Erfolgsfaktorenmodell von Grawe (1998; s. a. Grawe, Donati & Bernauer, 1994) auf den Coachingkontext übertragen. Grawe erforschte Ende der 1990er Jahre die gleiche Grundfrage wie Rogers (1959, 2009a, 2009b), der die methodenübergreifenden Wirkfaktoren zur Förderung der menschlichen Entwicklung analysiert hatte (Wüntsch, 2014). Grawe verwendete andere Methoden als Rogers: Auf der Basis umfassender Metaanalysen der psychologischen Wirksamkeitsforschung und theoretischer Überlegungen entwickelte er die Wirkfaktoren Problemaktualisierung, Klärung, Problembewältigung und Ressourcenaktivierung, inklusive einer ressourcenorientierten Therapiebeziehung (Behrendt, 2012). Diese Erfolgsfaktoren wurden mithilfe von Videoaufnahmen von therapeutischen Sitzungen auf ihre Wirksamkeit hin untersucht. Die Ergebnisse zeigen, dass die Erfolgsfaktoren Problemaktualisierung, Klärung, Problembewältigung und Ressourcenaktivierung von Grawe (1998) den Coachingerfolg signifikant vorhersagen. So erreichten die Coachingklienten ihre Ziele signifikant besser, wenn sie an den Kern ihrer inneren Themen kamen (Problemaktualisierung), diese klären und neue Handlungskompetenzen aufbauen konnten (Problembewältigung). Wenn die Klienten in der reflektierenden Bewertung ihres Coachings die oben genannten Fortschritte im Coaching wahrnahmen, so erhöhte sich ihre spätere Zielerreichung signifikant. Somit lassen sich die Problemaktualisierung, Klärung und Problembewältigung als Erfolgsfaktoren im Coaching belegen (Grawe, 1998). Auf den Erfolgsfaktor Ressourcenaktivierung wird im folgenden Kapitel (➤ Kap. 6.7.1) eingegangen.
Wenn auf diese Weise die Erfolgsfaktoren des Coachings empirisch belegt sind, lassen sich die Erkenntnisse grundsätzlich auch auf ADHS-Betroffene übertragen. Denn gemäß der Grundannahmen der TA können auch Menschen mit psychischen Störungsbildern ihre Probleme lösen, wenn sie über ausreichendes Wissen in Bezug auf ihr Störungsbild verfügen und aktiv am Lösungsprozess beteiligt werden (Steiner, 2009).
Somit kann Coaching für Klienten mit ADHS-Symptomen erfolgswirksam sein, Problemklarheit in Bezug auf sein Anliegen zu erlangen. Auch nach Maurer (2009) wirkt sich die Verbesserung einer Problemsicht nachweislich positiv auf das Wohlbefinden eines Menschen aus. Coaching unterstützt Prozesse, die dem Klienten die Möglichkeit bieten, sich der subjektiven Bedeutsamkeit des Problems bewusst zu werden. Da sich Klienten mit ADHS-Symptomen tendenziell von der Vielfalt ihrer Probleme überwältigt fühlen, priorisiert der Coach die Anliegen mit dem Klienten anhand der Fragen zum Problemkontext (➤ A-I).
Im Rahmen der Problemaktualisierung nach Grawe (1999) muss der Klient seine Probleme ganzheitlich erleben und erfahren, um sie verändern zu können. Denn durch unmittelbare Erfahrungen werden die nicht-rational zugänglichen Bestandteile des impliziten Gedächtnisses angeregt. Die neuronalen Netze des menschlichen Gehirns sind nur beeinflussbar, wenn sie aktiviert sind (Behrendt & Matz, 2014). Außerdem müssen Menschen für erfolgreiches Handeln klare Ziele verfolgen. Unbewusste oder unaufgelöste Zielwidersprüche führen dagegen zu Inkongruenzen und Misserfolg, da sie konsistentes, zielorientiertes Handeln verhindern (Grawe, 1998). Zur Auflösung der Zielwidersprüche müssen die inneren Antriebe und äußeren Beziehungsdynamiken geklärt werden.
ADHS-Coaching unterstützt den Klienten auch bei der Klärung der Zielbestimmung. Der Coach begleitet den Klienten anhand von Zieldefinitionsfragen zur Zielklarheit, zur Einschätzung in Bezug auf die Erreichbarkeit des Ziels und zur Zielrelevanz (➤ A-K). Es werden Ziele gewählt, welche die SMART-Kriterien erfüllen, somit spezifisch, messbar, attraktiv, realistisch und terminiert

sind (Locke & Latham, 1990). Das Erreichen des Ziels ist vom Klienten selbst und nicht von seinem Umfeld abhängig. Storch (2009) betont im Zusammenhang mit der Zielformulierung, dass diese stets positiv und selbstbestimmt gewählt sein soll. Durch eine positive Zielformulierung wird die Aufmerksamkeit des ADHS-Klienten, der zu Selbstabwertung neigt, zum positiven Zielzustand gelenkt. Damit sollen Prokrastination und Vermeidungsdenken reduziert werden (Ratey, 2008). Dabei soll die bereits erwähnte Sequentialität als Prinzip der Zielverfolgung der geringen Ausdauer und Frustrationstoleranz des Coachees entgegenwirken (Beerwerth, 2013). Durch die Auswahl der Fragen wird beim Klienten eine Bewusstseinsbildung und damit eine Problemaktualisierung, -klärung und -bewältigung initiiert (Grawe, 1998; Behrendt, 2004, 2006). Zeigen sich im ADHS-Coaching Lösungsmöglichkeiten, die außerhalb der Wahrnehmung des Klienten liegen, leitet der Coach den Klienten zu einer Erweiterung der Perspektive an.

Definition und Aktivierung der internen und externen Ressourcen

Der Ressourceneinschätzung wird im ADHS-Coaching große Bedeutung beigemessen. Ressourcen helfen, Kompetenzen und Selbstgestaltungspotentiale freizusetzen (Lorenz, 2005). Petzold (2007, S. 310) definiert Ressourcen als „(…) alle Vorgänge, die mit der Bestandsaufnahme, Beschaffung, kognitiven und emotionalen Bewertung d. h. Kompetenz bzw. Selbstwirksamkeitserwartung, Auswahl, Mobilisierung, (…) und der optimalen strategischen, d. h. kontext- und zielangemessenen Nutzung von Kräften als fortlaufendem Prozess (acting) in einem System zu tun haben".

In einer Studie von Behrendt (2006) wurde statistisch nachgewiesen, dass die Ressourcenaktivierung durch den Coach mit dem Coachingerfolg signifikant korreliert. Dabei wird betont, dass im Verhalten des Coaches ein ressourcenaktivierendes Verhalten, eine kooperative, nicht-distanzierende sowie eine strukturierende Coachingbeziehung hohe Coaching-Fortschritte bei der Zielerreichung gewährleisten. Diese Verhaltensweisen sind dem Erfolgsfaktor Ressourcenaktivierung zugeordnet. Nach Grawe (1998) ist die Aktivierung und Verstärkung funktionaler Muster die einfachste und schnellste Möglichkeit für Menschen, Schwierigkeiten zu überwinden und ihre Ziele zu erreichen.

Die positive Wirkung der Ressourcenaktivierung ist auch auf die Personengruppe der ADHS-Betroffenen übertragbar und insbesondere relevant, weil sie die ihnen verfügbaren Ressourcen häufig nicht wahrnehmen und nur sehr mühevoll erschließen können (Beerwerth, 2013). Die bewusste Wahrnehmung bildet somit die Basis zur Aktivierung interner und externer Ressourcen.

Daher ermutigt der Coach den Klienten mit Empathie und der Ausstrahlung von Zuversicht zu neuen Lösungen. Er verwendet Ressourcenfragen und fokussiert den Blick des Klienten auf die für das Anliegen relevante Identifikation von Faktoren, die zur Problembewältigung beitragen können. Er verwendet zudem Perspektivwechsel auslösende Fragen, weil sie die Aufmerksamkeit auf die Perspektive anderer am Problem Beteiligten, wie z. B. Mitarbeiter und Kollegen, lenken. Hierbei setzt er an der inneren Realität des Klienten an und schließt soziale Realitäten wie z. B. sein arbeitsweltliches und privates Umfeld in die Betrachtung ein. „Das ressourcenorientierte Denken veranlasst zur Berücksichtigung der ganzen Person mit ihrer Lebensgeschichte sowie zur Beachtung des gesamten Systems, in dem die Person lebt" (Antonovsky, 1993). Erst der Blick auf die individuelle Lebensgeschichte bietet die Möglichkeit, „(…) die so bedeutungsvollen Ressourcen und Potenziale aufzufinden, die (…) beitragen (…), Kontrolle über die gegebenen Lebensbedingungen [zu] mobilisieren" (Lorenz, 2005, S. 32). Zur Aktivierung der Ressourcenwahrnehmung dient eine Intervention, die im Anhang (➤ A-L-1) erläutert wird. „Leider haben viele Betroffene mit ADHS ein eher negatives Selbstbild, das durch den Sachverhalt, eine Psychotherapie oder ein Coaching aufnehmen zu müssen, weiter verstärkt werden kann" (D'Amelio et al., 2009, S. 137).

Aus diesem Grund soll der Klient zu einem Blick auf seine Ressourcen angeleitet werden, damit er sich „seine Erfolge, Kompetenzen und Ressourcen ins Selbstbewusstsein rufen und somit Resignation oder Demoralisierung abbauen kann“ (ebd.).
Neben der Aufmerksamkeitsfokussierung auf die internen Ressourcen wie Intelligenz, Wissen, Problemlösefähigkeit, Selbstvertrauen lenkt der Coach den Blick auf die externen Ressourcen wie z. B. soziale oder kulturelle Faktoren wie gesellschaftliche Netzwerke und politische, ökonomische und materielle Sicherheiten. Denn sie erlauben ein konstruktives Umgehen mit Belastungssituationen (Franke, 2005a). Fragen zur Aktivierung der internen und externen Ressourcen finden sich im Anhang (➤ A-L-2).

Meilensteinplanung

Die Meilensteinplanung ist bekannt als Prozessmodell des Innovations- und Projektmanagements. Diese Methode wird bei der „absichtliche[n] Einführung und Anwendung von Ideen, Prozessen, Produkten oder Verfahren innerhalb einer Rolle, Gruppe oder Organisation (...)“ eingesetzt (Greif, Holling, Nicholson, 1989, S. 254 f.). Diese Intervention erscheint für das ADHS-Coaching als hilfreich, weil sie zu handlungsorientiertem Verhalten anleitet und die Aufmerksamkeit darauf lenkt, Prioritäten zu setzen und diese sequentiell zu verfolgen. Mit dieser Methode teilt der Klient die Planung und Umsetzung des Zielerreichens in Einzelschritte, sogenannte Meilensteine, auf. Die Auswahl der Maßnahmen im Rahmen der Meilensteinplanung orientiert sich an folgenden Kriterien (D'Amelio et al., 2009, S. 142 f.): (1) Die Lösung ist zielgerichtet, ökonomisch und sozial verträglich, (2) mit den vorhandenen Ressourcen und unter den gegebenen Umständen umsetzbar und (3) mit den Werten des Klienten vereinbar. (4) Die Maßnahmen umfassen konkrete Handlungsanweisungen und nicht nur Absichtserklärungen. Sie werden definiert und visualisiert, gemäß der Fragestellung: „Wer verantwortet welche Maßnahme und zu welchem Zeitpunkt?“ Diese Differenzierung der Umsetzungskriterien soll der Neigung des Coachees zu mangelnder Fokussierung und Prokrastination entgegenwirken und ihn dazu führen, einen definierten Problemlösungsplan zu entwickeln, diesen kognitiv, emotional und auf Vollständigkeit zu überprüfen, um ihn anschließend konsequent abzuarbeiten.

Das Drei-Welten-Modell

Schmid (1990) unterscheidet in seinem Drei-Welten-Modell drei sogenannte Lebenswelten, die professionale, die organisationale und die private. Das Selbst, der sogenannte Wesenskern, vermittelt zwischen den drei verschiedenen Lebenswelten.
Das Modell impliziert die These, dass die Lebensorganisation in den drei Welten, die als Rollen zu verstehen sind, unauflösbar miteinander verbunden sind. Den Begriff "Rolle" definiert Schmid (2006, S. 165) als die Gesamtheit eigener und fremder Erwartungen in Bezug auf das Denken, Handeln und Fühlen der Person. Im Mittelpunkt des Modells steht das Selbst. Mit diesem Terminus ist die Persönlichkeit des Menschen gemeint, die gemäß Schmid (1990) zwischen den drei Lebenswelten vermittelt. Die Entwicklung der Persönlichkeit und die Lebensqualität sind dann gefährdet, wenn einer dieser Welten zu viel Raum gegeben wird.
Für das ADHS-Coaching erscheint dieses Modell als hilfreich, weil der Coachee anhand des Tools seine Aufmerksamkeitsfokussierung stärkt. Denn das Drei-Welten-Modell dient dem Klienten als Analyseinstrument bei der Identifikation des Problemortes und der -ursache und lenkt seinen Blick darauf, in welcher Rolle bzw. Lebenswelt oder an welchen Schnittstellen zwischen den Lebenswelten sein Anliegen angesiedelt ist oder Konflikte entstehen. Da Klienten mit ADHS-Symptomatik tendenziell Schwächen zeigen, aus einer Vielzahl von Anliegen das Wichtigste zu priori-

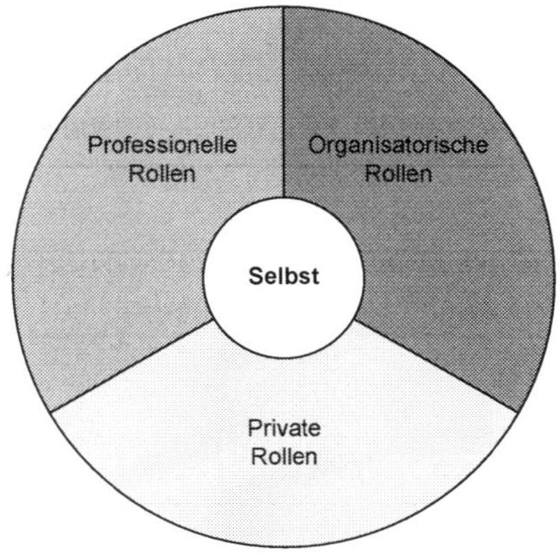

Abb. 6.2 Das Drei-Welten-Modell [L231]

sieren, unterstützt der Berater den Coachee entsprechend des Drei-Welten-Modells anhand methodischer Fragen bei der Anliegen- und Rollenklärung sowie bei der Abgrenzung; denn es ist für ADHS-Betroffene wesentlich, solche Fähigkeiten zu entwickeln, weil sie hier zu Schwächen neigen (Beerwerth, 2013). Er leitet den Klienten mit Hilfe des Tools an, sein Anliegen in den Gesamtzusammenhang seiner drei Lebenswelten einzuordnen. Des Weiteren kann der Berater anhand der Reflexion über die drei Lebenswelten mit dem Coachee definieren, in welcher Lebenswelt er Veränderungen initiieren soll. Da das Modell dem Klienten Transparenz über seine unterschiedlichen Belastungen in den drei Lebenswelten verschafft, kann es auch dazu beitragen, dem Kardinalsymptom Hyperaktivität entgegen zu wirken.
Weitere hilfreiche Strategien zur Steigerung der Aufmerksamkeit und zur Verminderung der Desorganisation vermittelt der Coach durch strukturierende Methoden in der arbeitsweltlichen Selbstorganisation. Dazu zählen der angeleitete Umgang mit Zeitplänen, To-Do-Listen, das Nutzen fester Tages- und Wochenstrukturen durch Terminplaner und das konsequente Definieren von Regeln zur Selbstorganisation wie z. B. die Routine, Arbeiten immer zu einem festgelegten Zeitpunkt anzufangen und in einer möglichst ablenkungsarmen Umgebung zu erledigen, um die Konzentration zu stärken.

6.7.2 Hyperaktivität

Die in ➤ Kap. 2.3 beschriebene Hyperaktivität führt tendenziell dazu, dass die Betroffenen ihre Arbeit häufig unterbrechen und folglich nicht zügig erledigen können. Ein solches Verhalten trifft in vielen Organisationen auf Unverständnis. Dadurch erhöht sich für den Betroffenen am Arbeitsplatz tendenziell der Druck, der ebenfalls durch den eigenen Anspruch verstärkt werden kann; die Folgen sind Stress, Konflikte und verminderte Leistungsfähigkeit. Aus der daraus resultierenden Frustration kann bei den Betroffenen die Versuchung erwachsen, aufzugeben oder zu kündigen. Durch den potentiell häufigen Arbeitsplatzwechsel begeben sich die Personen oft in Tätigkeitsbereiche, die sie von ihren Fähigkeiten her nicht ausfüllen oder die sie unterfordern können.
Im Folgenden werden als symptomgeleitete Interventionen zur Bearbeitung der Hyperaktivität und den daraus folgenden Problemthemen das Differentielle Inkongruenz-Modell, Tranceinterventionen, der Work-Life-Balance-Kompass und das Verfassen der eigenen Veränderungsgeschichte dargestellt.

Das Differentielle Inkongruenz-Modell (DIM)

Zur Bearbeitung der inneren Unruhe und Hyperaktivität, die aus einer Inkongruenz des Klienten resultieren kann, bietet sich der Einsatz des DIM als Diagnoseinstrument im Coaching an. Im Mittelpunkt des Modells steht die Analyse der Inkongruenz (IK), die Speierer (2013) auf drei Ebenen unterscheidet: auf der Ebene der Person, der Rolle und des Systems. Zudem schlüsselt Speierer die

IK differentialdiagnostisch nach Quellen, Formen und Folgen auf. In der personenzentrierten Beratung bietet das DIM Möglichkeiten „zur Diagnose persönlicher Hemmungen bei der Entfaltung vorhandener Potenziale und Ressourcen" (Hosak, 2006, S. 123 ff.).
Anhand des Modells diagnostiziert der Coach, in welchen Interaktionsfeldern die Inkongruenz entsteht. Er analysiert die Ebenen der IK des ADHS-Klienten, er bearbeitet diese und das Inkongruenz-Erleben und analysiert das Selbstkonzept des Klienten sowie die Bewältigungsstrategien, Ressourcen und Potentiale. Hierbei nutzt er die von Straumann und Zimmermann-Lotz konzipierten Kurz- und Verlaufsprotokolle zu PZA und Krisenintervention (Straumann & Zimmermann-Lotz, Lehr- und Lernmaterialien zum MA-Studiengang „Beratung in der Arbeitswelt. Coaching und Supervision" an der Fachhochschule Frankfurt a. M., 2012/13).
Das DIM wurde aus der klientenzentrierten Gesprächspsychotherapie weiterentwickelt. Als Diagnostik- und Therapieverfahren hat es sich auch in der arbeitsweltlichen Beratung bewährt, da die Inkongruenz samt ihrer Erscheinungsformen, Risiken, Quellen sowie ihr Entstehen wissenschaftlich begründet, empirisch überprüft und individuell differenziert werden (Speierer, 2013). So wurde das Modell in der Studie „Wirksamkeit der Gesprächspsychotherapie in der stationären Alkoholentwöhnungsbehandlung" erforscht (Rapp, 2008). Sie belegt, dass 32 alkoholabhängigen Versuchsteilnehmern bei der Verringerung ihrer IK mit Hilfe der aus dem DIM abgeleiteten Gesprächspsychotheraphie geholfen werden konnte (weiterführende Informationen unter ➤ A-M). Zur Operationalisierung der IK-Analyse wird das Regensburger Inkongruenzanalyse Inventar (RIAI) eingesetzt. Durch die Erweiterung der IK-Quellen im DIM und deren Operationalisierung in sechs Testskalen des RIAI wurden Ergebnisse einer ersten empirischen Überprüfung zur Inkongruenz-Entstehung bei 207 Psychotherapiepatienten generiert (Speierer, 1994). Darüber hinaus konnte die Existenz und das Zusammenspiel unterschiedlicher Aspekte der Kongruenz in der Wahrnehmung gesunder Menschen belegt werden.
Das Fundament des Datenmaterials der IK-Analyse bilden Äußerungen von Personen in personzentrierten Gesprächen. Diese Äußerungen stellen eine wichtige Grundlage für die Indikations- und Prognoseerstellung im PZA dar. Im Kontext der Beratung empfiehlt sich die Vorgehensweise, die in Straumann (2001) und Speierer, Straumann und Zimmermann-Lotz (2010) dargestellt sind. Da das DIM auf langjährigen Erfahrungen in der Anwendung dialogischer Diagnostik in der Beratung basiert und die empirische Belegbarkeit die Grundlage dafür bietet, „interdisziplinäre Erkenntnisse aus Medizin und klinischer Psychologie für das Coaching nutzbar zu machen" (Speierer, 2006, S. 103), erscheint diese Intervention für den Einsatz im ADHS-Coaching als hilfreich.
Der diesem Diagnoseinstrumentarium zugrunde liegende salutogenetische Ansatz orientiert sich an den vorhandenen Bewältigungsstrategien und dem wahrnehmbaren Potential, das bei Klienten mit ADHS-Symptomen objektiv betrachtet sehr hoch sein kann, subjektiv aber vom Klienten möglicherweise nicht so wahrgenommen wird (Beerwerth, 2013). Daher leitet der Berater in einem bewusstseinsbildenden Dialog den Klienten an, das Potential für sich wahrnehmbar zu machen. Der Klient tritt in einen inneren Dialog und gewinnt Erkenntnisse über seine Inkongruenz. So können Veränderungen auf der Ebene der Person und der Rolle ermöglicht werden, weil auf der Ebene des Systems, der Organisation und des Arbeitsumfeldes keine Modifikationen bezweckt werden. Folglich liegen die Möglichkeiten zur Gestaltung ausschließlich beim Klienten. Beraterziel ist dabei, beim Coachee eine Erhöhung der Kongruenz oder je nach Kontext eine Inkongruenz- bzw. Ambiguitätstoleranz zu entwickeln. Hierbei ermittelt der Berater, ob der Klient stark external attribuiert und welche Maßnahmen zur Erhöhung der internalen Attributionskompetenz ergriffen werden können.

Tranceinterventionen

Tranceinterventionen stammen aus der Schule des hypnosystemischen Therapieansatzes, der durch zahlreiche wissenschaftliche Untersuchungen empirisch in seiner Wirksamkeit belegt ist (Revenstorf, 2003; Brom, Kleber, Defares, 1989; Sapp 1991; weitere Informationen unter ➢ A-N-1). Die hypnosystemische Konzeption verwendet systemische Instrumente mit dem Fokus auf die internale, intrapsychische Musterdynamik, wie sie in den Grundannahmen der kompetenz-orientierten Hypnotherapie nach Erickson (1980) angelegt ist. Aus der hypnosystemischen Methodenauswahl lassen sich hilfreiche Strategien für die Beschreibung von internalen psychophysiologischen Mustern und zielgerichtete Suchprozesse im Problemlösekontext ableiten. Schmidt (2008) konstatiert, dass mit hypnosystemischen Interventionen selbst bei als schwerwiegend und chronifiziert geltenden Problemen sowohl intrapsychisch als auch interaktionell zufriedenstellende Entwicklungen schnell und nachhaltig erzielt werden können.
Die Tranceintervention wird definiert als eine Lenkung und Konzentration der inneren Aufmerksamkeit auf vereinbarte innere und äußere Wahrnehmungsaspekte. Sie erzielt einen neuen Zustand der Aufmerksamkeitsfokussierung, in dem kontrastierende, bisher wenig berücksichtigte Gedanken, Bilder, Emotionen oder Symbole genutzt werden, um ein Anliegen besser zu verstehen und zu integrieren (Schmidt, 2013). Diese Interventionen können der inneren und äußeren Hyperaktivität der Klienten mit ADHS-Symptomatik entgegenwirken, indem sie die Entspannungskompetenz und die Aufmerksamkeitsfokussierung auf die intrapsychische Wahrnehmung fördern. Darüber hinaus regen sie die Imagination an und machen das „kreative Bewusstsein des Klienten" (Rauen, 2007, S. 233) zur eigenständigen Lösungsentwicklung bei der Anliegenbearbeitung nutzbar. Rauen (2007) konstatiert, dass angeleitete Trancen die „metaphorische Arbeit mit den Anliegen des Klienten" unterstützen und darauf abzielen, bestehende Gewohnheiten und Muster durch die Imagination zu durchbrechen. Es entstehen „Zielbilder für Coaching-Prozesse", die einen „starken Aufmerksamkeitswert" haben (Rauen, 2007, S. 233). In der Anwendung im Coachingprozess gliedert sich diese Intervention in drei methodische Phasen, die im Anhang (➢ A-N-2) erläutert werden.
Es ist jedoch zu konstatieren, dass im Rahmen dieser Intervention Emotionen bei Klienten mit ADHS-Symptomen aufgrund ihrer Impulsivität durchaus ungefiltert auftreten können und daher die volle Aufmerksamkeit des Coaches erfordern. Er muss einschätzen können, ob sich diese Methode für den Coachee eignet und welche möglichen Auswirkungen zu erwarten sind.

Der Work-Life-Balance-Kompass

Grawe (2004, S. 185) entwickelte das Modell der psychologischen Grundbedürfnisse und definiert diese als „Bedürfnisse, die bei allen Menschen vorhanden sind und [...] deren dauerhafte Nichtbefriedigung zur Schädigung der psychischen Gesundheit und des Wohlbefindens führt". In Anlehnung an das Modell von Grawe (2004) lässt sich die Hypothese formulieren, dass auch ADHS-Betroffene nach einer ausgeglichenen Befriedigung ihrer Grundbedürfnisse streben.
Dieser Ausgleich soll durch die kongruenzschaffende Intervention des Work-Life-Balance-Kompasses (Hinkelmann, 2011; Modell ➢ A-O) im ADHS-Coaching unterstützt werden. Das Tool visualisiert die vier Lebensbereiche: (1) Selbst, Sinn, (2) Job, Finanzen, (3) Familie, Freunde und (4) Gesundheit, Körper. Anhand dieses Modells kann der Klient analysieren, in welchen Bereichen Überlastungen oder Dysfunktionen entstehen.
Dabei fokussiert der Berater die Aufmerksamkeit des Coachees auf seine Einschätzung und Bewertung der verschiedenen Lebensbereiche. Anhand von Skalierungs-Fragen (➢ A-O) lässt er

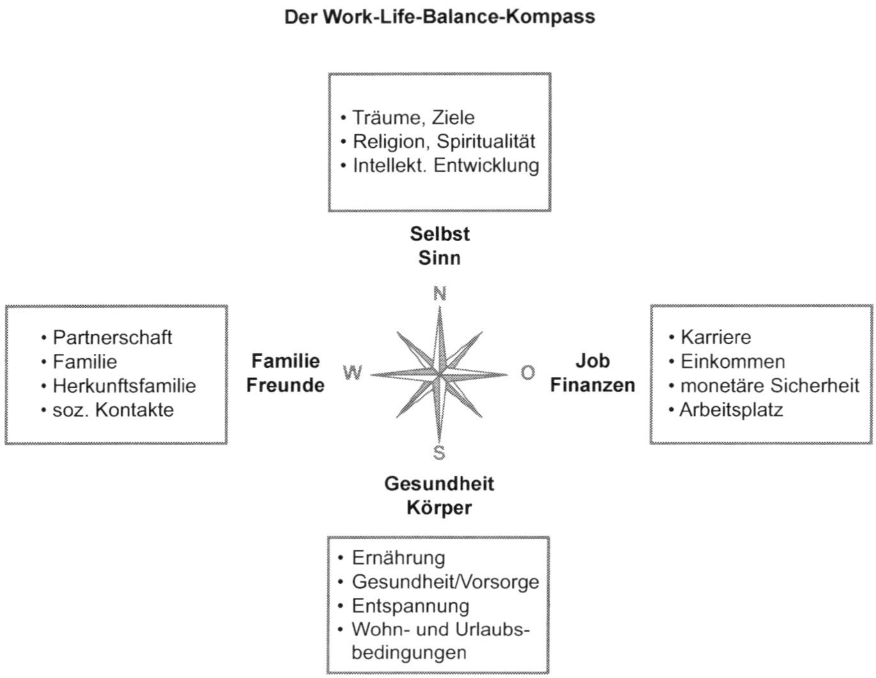

Abb. 6.3 Der Work-Life-Balance-Kompass [L231]

den Klienten den Ist-Zustand bewerten und den Veränderungsbedarf für den erwünschten Zielzustand definieren, um Maßnahmen abzuleiten. Somit soll dieses Tool zur Bewusstseinsbildung des Klienten beitragen, seine potentielle Hyperaktivität in bestimmten Lebensbereichen wahrzunehmen, Dominanzen zu reduzieren und eine Harmonisierung der Bereiche anzustreben.

Reflexion und Verfassen der eigenen Veränderungsgeschichte

Als Intervention zur Schärfung der Selbstbeobachtung und zur Förderung des inneren Dialogs dient das Niederschreiben der eigenen Veränderungsgeschichte. Sie kann z. B. elektronisch oder in Form eines Tagebuches umgesetzt werden. Diese Intervention erscheint für das ADHS-Coaching als hilfreich, weil sie durch die Kontinuität des Schreibens den Klienten darin fördert, seine Entwicklung engmaschig zu reflektieren und zu bewerten, um damit seiner möglichen Hyperaktivität entgegenzuwirken. So bezeichnet auch Foucault (1993) mit Bezug auf die Philosophen der Antike wie z. B. Epikur, Seneca und Marc Aurel das Schreiben als eine Methode der Selbststeuerung sowie eine Möglichkeit, mit sich selbst in Distanz zu treten, um Erfahrungen und Erkenntnisse beim Niederschreiben und erneuten Wiederlesen zu reflektieren. Das Schreiben dient demnach der Formung und Transformation der Persönlichkeit.
Der Berater kann im Rahmen dieser Intervention die Methode des Reframing nutzen, womit die positive Bewertung des Veränderungsvorhabens z. B. als Chance gemeint ist, indem er den Klienten anregt, seiner Veränderungsgeschichte einen motivierenden Titel zu geben. So kann der als potentiell mühsam wahrgenommene Veränderungsprozess vom Klienten neu bewertet werden. Formen der positiven Neubewertung gelten als effiziente Strategien der Emotionsregulation (Folkman et al., 1986).

Die regelmäßige Reflexion durch das Schreiben fokussiert die Aufmerksamkeit des Klienten auf das eigene Handeln, es fördert die Auseinandersetzung mit innerer Diskrepanz und IK und kann durch Reflexion vor und nach den jeweiligen Handlungsschritten zur Reduktion der inneren Unruhe und Nervosität und zu erhöhter Selbststeuerung beitragen. Durch die Bewertung der eigenen Handlungsmuster und der Motivation erfolgt eine fundierte Überprüfung, welche Veränderungsstrategien die individuell richtigen sind und welche modifiziert oder eliminiert werden müssen (Hallowell & Ratey, 2003). Damit wird die Selbstwirksamkeit des Klienten gefördert, er lernt, sich von einer Meta-Ebene zu betrachten und seine Wahrnehmung für Teilerfolge und Veränderungsschritte zu schärfen, was den achtsamen Umgang mit der eigenen Selbstbewertung stärkt. Hierzu bieten sich erkenntnisleitende Fragen (➤ A-P) als Intervention zur Identitätsarbeit an. Sie unterstützen die Selbstwertsteigerung und intensivieren die Kompetenz zur Entscheidungsfindung und -leistung (Ratey, 2008). Folglich befruchten sie den Lernprozess des Selbstcoachings (Ratey, 2008). Zu den weiteren Interventionen zur Reduktion der Hyperaktivität zählen u. a. Methoden zur Körperwahrnehmung und Entspannung. Dazu gehören das Focusing (Gendlin, 2012), die Arbeit mit somatischen Markern (Damasio, 2013), die Progressive Muskelentspannung (Naeher-Zeiffer & Naeher-Zeiffer, 2013) und die Meditation.

6.7.3 Impulsivität

Aus dem Kardinalsymptom „Impulsivität" (➤ Kap. 2.2) resultieren in der Arbeitswelt Problemthemen wie eine verminderte Reflexion bei Entscheidungen, mangelnde Kommunikationskompetenz, Konflikte mit Interaktionspartnern, geschwächte Kritikfähigkeit und unbefriedigendes Emotionsmanagement. Im Folgenden werden als hilfreiche Interventionen das Innere Team, das Rubikon-Modell, das transaktionsanalytische Konzept der Antreiberdynamiken, Interventionen zur Stärkung der Resilienz und Persistenz sowie Interventionen zum Emotionsmanagement dargelegt.

Das Innere Team

Als Methode zur Reduktion der Impulsivität sowie zur Erhöhung der Selbstreflexion und der Selbstmanagementfähigkeiten dient das Modell des Inneren Teams nach Schulz von Thun (2013). Es postuliert, dass jede Person aus multiplen Facetten des Ichs bestehe, die bei Entscheidungen innere Konflikte bis hin zu Handlungs- und Entscheidungsblockaden auslösen könnten. Das Modell bietet Zugang, diese Anteile zu erkennen, zu fassen und als bildhafte Gestalten zu beschreiben. Bei dieser Methode handelt es sich um eine wissenschaftliche beforschte Intervention, die u. a. im Rahmen einer Studie über das Selbst- und Bildungsverständnis von Pädagogen von Dobler (2012) auf seine Relevanz hin untersucht wurde. Die Befragten visualisierten in Zeichnungen die Mitglieder ihres inneren Teams und deren wechselseitige Einflüsse in verschiedenen Situationen. Diese Visualisierungen waren prägend für die Interviews, welche die Grundlage für eine qualitative Datenanalyse bildeten. Die Leistungsfähigkeit der Methode wurde anhand von Gütekriterien diskutiert. Dobler (2012, S. 161) kam zu dem Ergebnis, dass die Methode des Inneren Teams „sich grundsätzlich als geeignet erweist, Selbst- und Weltsichten von Personen zu erfassen". Da die Thematik der Selbst- und Weltsicht ein grundlegendes Bedürfnis der Persönlichkeitsentwicklung widerspiegelt, hat sie auch im Kontext arbeitsweltlicher Anliegen der Klienten mit ADHS-Symptomatik Relevanz. Somit erweist sich das Innere Team als hilfreiches Tool im ADHS-Coaching.

Der ADHS-Berater leitet den Klienten mit der Methode an, seine „multiplen Persönlichkeitsanteile" konkret und detailreich darzulegen. Denn „jedes Mitglied hat eine Botschaft" (Schulz von Thun, 2011, S. 24). Das Visualisieren ermöglicht dem Coachee, seine Anteile wahrzunehmen, sie zum Diskutieren und Verhandeln aufzufordern und zu einer gewinnbringenden Kooperation bei der Lösungsgestaltung zusammen zu führen.
Relevant ist dabei, die Aufmerksamkeit des Klienten auch auf seine ADHS-spezifischen Anteile zu richten und die erforderliche Selbstakzeptanz gegenüber diesen zu erhöhen (Ratey, 2008). Damit verschafft der Coach dem Klienten Verständnis dafür, dass viele seiner Herausforderungen nicht durch die Persönlichkeit, sondern durch die ADHS-Symptomatik verursacht werden (Ratey, 2008). Folglich erzielt der Berater beim Coachee eine Bewusstseinsbildung darüber, warum bestimmte intrapsychische Muster, insbesondere ADHS-relevante Anteile, in spezifischen Situationen eine problematische Dominanz über ihn gewinnen können. Zudem soll der Coach verdeutlichen, dass die Anteile eine innere Gruppendynamik des Ichs auslösen können, meist ohne dass sich der Klient dessen bewusst ist (Schulz von Thun, 2013). Im Inneren Team befinden sich die Mitglieder als Vertreter bestimmter Rollen, Erfahrungen und auch Schwächen. Den Menschen kennzeichnet die „innere Vielfalt und Gegensätzlichkeit" (Schulz von Thun 2011, S. 106). Wichtig ist, auch die antagonistischen Anteile in den Lösungsprozess einzubeziehen, die Fähigkeit zum Perspektivwechsel und zum Erwerb neuer Sichtweisen zu fördern, den Coachee zu befähigen, die Anteile als dynamische Kraftquelle und potentielle Ressource zu nutzen, das selbstreflexive Steuerungs-Ich des Menschen zu fördern und ihn zu einem „kompetenten, steuernden Beobachter" (Schmidt, 2004, S. 78) seiner Anteile herauszubilden. „Der Führende kann in dem Maß auf Akzeptanz und Gefolgschaft hoffen, wie er seinerseits (...) das, was in den Köpfen und Herzen seiner Geführten versammelt ist, mit gutem Gespür aufnimmt, gestaltet und verwandelt" (Schulz von Thun, 2001, S. 104).
Hier wird der ADHS-Betroffene zu dem für ihn wichtigen konstanten inneren Dialog geführt. Er soll zum Blick auf intrapsychische Muster angeregt werden, um seine Selbstwahrnehmung zu schärfen, die Selbststeuerung zu erhöhen und folglich die Impulsivität zu reduzieren (Ratey, 2008). Das starke Erleben der eigenen Gestaltungsfähigkeit bietet für den Coachee die Chance, das Selbstmanagement zu stärken. Dies wiederum erhöht seine Selbstachtung und Wertschätzung. Der innere Konflikt wird distanzierter vom Selbstkonzept des Ich erlebt, folglich reduziert sich die Identifikation mit dem Problem. Dieses soll von dem Betroffenen dissoziiert und nur als Teil der Person, nicht aber als die Person selbst, angesehen werden: „Seperating your ADHD from yourself (I have ADHD, not: I am ADHD)" (Ratey, 2008, S. 56).
Die Aufgabe des Beraters liegt darin, den situationsbedingten Zustand des Coachees bei der Wahrnehmung seiner Anteile sorgfältig zu begleiten und dessen emotionale Zustände zu beobachten. Ziel ist, den Klienten zu stärken, eine Kooperation von bewussten und unbewussten Anteilsaspekten zu erarbeiten und dabei auch die abgelehnten Anteile zu integrieren, die tendenziell auf den Interaktionspartner projiziert und dort bekämpft werden. Folglich kann die Integration dieser Anteile zu einer Reduktion von Konflikten mit Interaktionspartnern beitragen und das Emotionsmanagement stärken.
Für Klienten mit ADHS-Symptomen, die in Führungsaufgaben Verantwortung übernehmen, eignet sich eine Variante des Inneren Teams, das sogenannte Innere Führungsteam (Rauen, 2014). Dieses Tool dient der Bewusstseinsbildung über die verschiedenen Rollen, die eine Führungskraft innehat und stärkt die Fokussierung der Aufmerksamkeit auf die vier Rollen. Damit trägt das Tool dazu bei, die Impulsivität des Klienten zu reduzieren, das Emotionsmanagement zu verbessern, die Selbstreflexion über die Rolleninhalte und die Selbststeuerung zu erhöhen und damit das Selbstbewusstsein zu intensivieren, um somit die Souveränität in der Führungsrolle zu gewährleis-

ten. Im Rahmen der Intervention werden dem Klienten die folgenden vier Rollen bzw. Anteile transparent gemacht und anhand gezielter Fragen bearbeitet und reflektiert.
Die Rolle des Experten: Als Experte sorgt die Führungskraft dafür, dass Arbeitsabläufe sinnvoll gestaltet sind und qualifiziert sowie effizient ausgeführt werden. In diesem Kontext kann der Klient mit ADHS anhand dieser Intervention seine potentielle Ressource zur Hyperfokussierung wahrnehmen, seinen Selbstwert aufgrund dieser Begabung stärken und die positiven Effekte dieser Fähigkeit in Form von Expertise und Fachkompetenz seine Expertenrolle einfließen lassen.
Die Rolle des Teamcoaches: Als Teamcoach trägt die Führungskraft Verantwortung dafür, dass sie ein Umfeld für Team und Mitarbeiter anbietet, in dem die Teammitglieder wertschätzend und respektvoll miteinander umgehen. Der Führungskraft fällt in diesem Kontext die Vorbildrolle zu. Anhand der Methode des Inneren Führungsteams erkennt der Klient mit ADHS-Symptomen, dass er aufgrund der Vorbildrolle und des Teamcoaches sein Emotionsmanagement steuern muss. Denn er soll in dieser Rolle dafür sorgen, dass die oben beschriebenen Werte eingehalten werden und die Teammitglieder kooperativ arbeiten und lernen können. Dabei berücksichtigt die Führungskraft in der Rolle des Teamcoaches die Tatsache, dass nicht alles, was dem Einzelnen hilft, auch dem Team gut tut. Es soll ihr gelingen, die Balance zwischen den Bedürfnislagen aller Teammitglieder sicher zu stellen. Die Rolle des selbst betroffenen Menschen: Als selbstbetroffener Mensch nimmt die Führungskraft ihre eigenen Werte, Wünsche und Empfindungen bewusst wahr. Die Führungskraft soll für ihr Handeln einstehen und Verantwortung übernehmen. Wichtig ist hierbei, dass erst die bewusste Reflexion, die Wahrnehmung und Steuerung der eigenen Gefühle, bei ADHS-Klienten insbesondere der inneren Hyperaktivität, potentiellen Unruhe oder Impulsivität die Grundlage dafür schaffen, dass der Klient in der Rolle der Führungskraft in komplexen Situationen das eigene professionelle Verhalten steuern kann.
Die Rolle des Unternehmers: In der Rolle des Unternehmers fokussiert die Führungskraft ihre Aufmerksamkeit auf den Erfolg und die Interessen des Unternehmens. Insbesondere Klienten mit ADHS benötigen Bewusstseinsbildung über die Führungsrolle und -verantwortung sowie Unterstützung bei der Fokussierung ihrer Aufmerksamkeit auf die unternehmerischen Kernziele. Die Führungskraft muss dafür sorgen, dass die Mitarbeiter einen angemessenen Beitrag zu strategischen Zielen des Unternehmens leisten. Sie soll dabei Effektivität, Kosten, die Unternehmensziele sowie die strategische Planung reflektiert berücksichtigen. In diesem Kontext kann der Klient mit ADHS-Symptomen ebenfalls sein Potential der Kreativität, des Multitasking, der schnellen Auffassungsgabe und der Fähigkeit zur Hyperfokussierung für den Einsatz in der Führungsaufgabe nutzbar machen.
In der Anwendung des Inneren Führungsteams als Intervention zur Vorbereitung auf ein professionelles Führungsverhalten ergeben sich zur Ermittlung und Reflexion der oben genannten vier Anteile folgende Fragen, die im Anhang (➤ A-U) aufgeführt sind.

Das Rubikon-Modell der Handlungsphasen

Im Rahmen einer Entscheidungssituation bewerten Individuen gemäß des Modells von Heckhausen und Gollwitzer (1987) vor dem Treffen einer Entscheidung, also während der Zielauswahl, die einzelnen Zieloptionen und die Erwartungen an die Handlungskonsequenzen. Genau in dieser Kompetenz sind ADHS-Klienten aufgrund ihrer Impulshaftigkeit eingeschränkt. Der Tendenz zu spontanen, nicht reflektierten Entscheidungen wirkt die Arbeit mit dem Rubikon-Modell im ADHS-Coaching systematisch entgegen. Das Modell unterscheidet vier aufeinanderfolgende Handlungsphasen – die prädezisionale, die präaktionale, die aktionale und die postaktionale Phase – und definiert dies Phasen als einen zeitlich aufeinanderfolgenden Verlauf, der mit den Wünschen

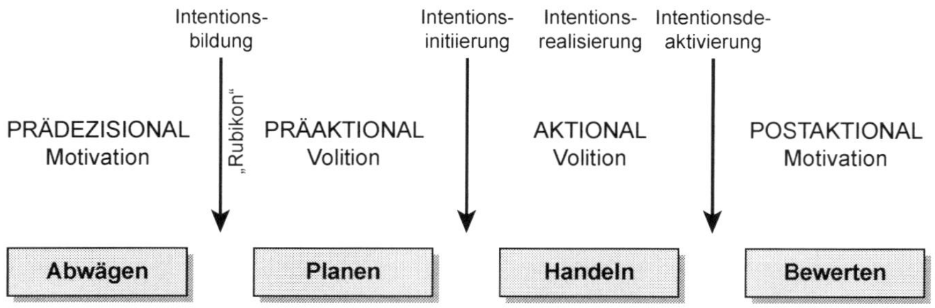

Abb. 6.4 Das Rubikon-Modell der Handlungsphasen [L231]

einer Person beginnt und mit der Bewertung des jeweils erreichten Ziels endet (Heckhausen und Gollwitzer, 1987). Das Besondere dieses Modells besteht darin, dass es die beiden Grundthematiken der Motivationspsychologie – die Wahl von Zielen („goal setting"), auch motivationale Bewusstseinslage genannt, und die Umsetzung der Ziele („goal striving"), die volitionalen Bewusstseinslage – differenziert und beide Bewusstseinslagen in ein gemeinsames Rahmenmodell integriert. Dieses kann aufgrund der durchgeführten Studie „Thought contents and cognitive functioning in motivational versus volitional states of mind" von Heckhausen und Gollwitzer (1987) als wissenschaftlich abgesichert bezeichnet werden. Die Untersuchung belegt, dass ein Unterschied zwischen den oben genannten Bewusstseinslagen existiert. Die Autoren erhoben Daten von 146 Studenten in zwei Studien. Die Versuchsteilnehmer wurden gebeten, sich zwischen zwei Testmaterialien zu entscheiden, die darauf ausgelegt waren, das kreative Potenzial des Einzelnen zu messen. Dabei wurden die Versuchspersonen entweder kurz vor oder nach ihrer Entscheidung für das jeweilige Testmaterial in ihrer Reflexion unterbrochen. In Studie 1 sollten sie über ihre Gedanken in der Phase kurz vor der Unterbrechung berichten. In Studie 2 wurden die Teilnehmer entweder vor oder nach ihrer Entscheidungsfindung unterbrochen und aufgefordert, Wortlisten zu erinnern, die so angelegt waren, dass die Gedächtnisspanne der befragten Versuchspersonen (VP) getestet werden konnte.
Studie 1 bestätigte, dass in der prädezisionalen Phase, die auch als motivationale Phase im Rubikon-Modell bezeichnet wird, spontane Gedanken dominieren, während in der postdezisionalen, auch volitionale Phase genannt, Gedanken bezüglich der Umsetzung des angestrebten Ziels dominieren. Die Studie 2 zeigt, dass die Aufnahmefähigkeit in Bezug auf eingehende Informationen der VP abhängig davon ist, ob sie sich in der motivationalen oder volitionalen Phase befinden. Studie 2 belegte, dass in der motivationalen Bewusstseinslage bessere kognitiven Fähigkeiten und eine größere Gedächtnisspanne erzielt werden. Wenn diese Studienergebnisse interpretiert werden, lässt sich die Hypothese aufstellen, dass die motivationale und volitionale Bewusstseinslage existieren, da sich die oben beschriebenen unterschiedlichen Verhaltensweisen erkennen und nachweisen ließen. Auf der Basis dieser Forschungsergebnisse beider Bewusstseinslagen in einer funktionalen Einheit kann das Rubikon-Modell als eine wissenschaftlich abgesicherte Intervention bezeichnet werden.
Da das Rubikon-Modell eine umfassende Darstellung des Prozesses der Entscheidungsfindung und der Zielrealisierung beinhaltet, nutzt der Coach diese Intervention, um den Coachee zu unterstützen, potentielle Impulsivität des Klienten im Entscheidungsprozess durch Reflexion und Verfolgen von Einzelschritten zu reduzieren. Dabei begleitet er ihn durch die oben erwähnten vier Phasen: In der prädezisionalen Handlungsphase wird der ADHS-Klient angeleitet, die Realisierbarkeit seiner Wünsche und Anliegen und auch die Wünschbarkeit potentieller Handlungsergeb-

nisse sorgfältig gegeneinander abzuwägen und die unterschiedlichen Wünsche zu priorisieren. Durch diesen Abwägungsprozess fokussiert er am Ende der prädezisionalen Phase seine Aufmerksamkeit auf ein verbindliches Ziel. Der Übergang von der ersten zur zweiten Phase ist durch die Überschreitung des Rubikon gekennzeichnet. Der Rubikon steht metaphorisch für das Treffen der Entscheidung.

Der Begriff lehnt an ein historisches Ereignis im Jahre 49 v. Chr. an, als Julius Cäsar nach einer Phase des Abwägens den Entschluss fasste, mit seinen Soldaten den Grenzfluss Rubikon zwischen der Provinz Gallia Cisalpina und der Provinz Rom zu überschreiten. Mit dieser Entscheidung hat Cäsar den Bürgerkrieg gegen die römische Provinz und dessen Statthalter Pompeius ausgelöst. Daher symbolisiert der Rubikon in diesem Modell eine Entscheidung, die nicht mehr rückgängig zu machen ist (Heckhausen, Gollwitzer & Weinert, 1987).

Indem der Coach dem Klienten die Bedeutung der Metapher nahelegt, entsteht bei ihm die Einsicht, dass er, sobald er im Entscheidungsprozess den Rubikon überschreitet, eine Verpflichtung eingeht, das von ihm gewählte Ziel tatsächlich umzusetzen. Somit kann diese Intervention dazu beitragen, dass beim Klienten eine starke Zielverpflichtung entsteht und daraus resultierend eine Motivationsstärkung zur Zielerreichung.

In der zweiten, der präaktionalen Phase wägt der Coachee unter Anleitung des Beraters ab, welche Strategien er einsetzen soll, um den in der prädezisionalen Phase verbindlich definierten Sollzustand zu erreichen. Er entwickelt mit dem Berater Pläne, die für das Realisieren des Zielzustandes erforderlich sind. Dies wirkt dem für ADHS-Betroffene typischen Performanzdefizit entgegen. In der dritten, der aktionalen Phase befindet sich der Klient gemäß Heckhausen & Heckhausen (2006,) in einer volitionalen Bewusstseinslage, die kein Abwägen von Handlungsalternativen mehr zulässt. Der Klient überlegt in dieser Phase nicht mehr, ob er ein bestimmtes Ziel verfolgt, sondern wie er es verfolgt. Die kognitive Verengung sichert ein Fokussieren der Aufmerksamkeit des ADHS-Betroffenen und verhindert ein erneutes Überdenken der Entscheidung. Leitet der Coach den Klienten anhand dieser Intervention durch einen Entscheidungsprozess, so entsteht beim Coachee ein Abschirmen gegenüber ablenkenden und konkurrierenden Einflussfaktoren. Das fördert seine Entscheidungsfähigkeit und Ausdauer, die Aufmerksamkeit kann aufrechterhalten und gebündelt werden. Somit stärkt der Coach den Coachee, bei der einmal getroffenen Entscheidung zu bleiben und die Zielsetzung konsequent anzustreben. Da diese Konsequenz für Klienten mit ADHS eine besondere Anstrengung erfordert, muss der Berater gewährleisten, ihn kontinuierlich wertschätzend zu begleiten.

In der letzten, der *postaktionalen Phase* evaluiert der Coachee mit dem Berater sein Handlungsergebnis, indem er es mit seinem ursprünglichen Wunsch vergleicht (Heckhausen & Heckhausen, 2006). Dies erhöht erneut die Aufmerksamkeitsfokussierung. Ist der Klient mit seinem Ergebnis zufrieden, deaktiviert er das gesetzte Ziel. Ist er nicht zufrieden, senkt er seine Ansprüche und modifiziert das Ziel; will er es beibehalten, plant er neue Maßnahmen zur Zielerreichung. Für eine erfolgreiche Deaktivierung eines nicht erreichten Handlungsziels scheint es förderlich zu sein, wenn der Handelnde ein neues Ziel definiert, welches das nicht erreichte Ziel ersetzten kann (Birgmeier, 2009).

Zusammenfassend lässt sich festhalten, dass sich das Rubikon-Modell für die Praxis des ADHS-Coachings als Methode zur Eingangs-und Prozessdiagnostik anbietet. Es ermöglicht eine umfassende und wissenschaftlich gut abgesicherte Beschreibung der Entwicklung von Handlungszielen und gewährleistet die Aufgliederung zielgerichteten Verhaltens in einer Folge verschiedener, durch spezifische Aufgaben charakterisierte Phasen. Diese Einteilung bietet dem Coach die Möglichkeit, einzuschätzen, an welcher Stelle sein Klient in der Phase einer Entscheidungsfindung steht und was er benötigt, um klare Entscheidungen zu treffen. Durch das kleinschrittige Verfolgen eines Ziels wird der ADHS-Klient diszipliniert, die folgenden Etappen bei seiner Entscheidung zu durchlaufen: (1) Die Wahl des potentiellen Ziels aus einer Vielzahl von Wünschen zu priorisieren, (2) das Planen der Zielumsetzung, z. B. durch Vorsätze, (3) das Definieren der Handlungen dem Ziel entsprechend und (4) das Bewerten der Konsequenzen, die die bisherigen Handlungen mit sich brachten. Durch die strukturierte Reflexion der Chancen und Risiken einer Handlung werden Klienten mit ADHS-Symptomatik unterstützt, ihre Impulsivität zu reduzieren.

Das transaktionsanalytische Konzept der Antreiberdynamiken

Der Coach arbeitet mit dem Klienten anhand ausgewählter Interventionen aus der Transaktionsanalyse (TA) an der Verbesserung des Kommunikationsverhaltens und Emotionsmanagements, welche aufgrund der Impulsivität häufig Konflikte in Interaktionen auslösen. Die TA ist ein psychotherapeutisches Verfahren, das Methoden aus der Verhaltenstherapie mit Konzepten der Humanistischen Psychologie verbindet (Harris, 2002, S. 97). Da sich die Methoden der TA neben dem therapeutischen Einsatz auch in vielen Bereichen der psychologischen Arbeit mit Organisationen sowie in der Analyse und Steuerung von Persönlichkeits- und Beziehungsdynamiken als hilfreich erwiesen haben, werden sie zunehmend im Coaching genutzt, um Interaktions- und Kommunikationsverhalten effektiver und erfolgreicher zu gestalten (Bernhard & Wermuth, 2011).
Als besonders geeignet für das ADHS-Coaching erscheint die Arbeit gemäß dem TA-Modell der sogenannten Fünf Antreiber (Kahler, 1977), dessen Konzept Eric Berne entwickelte. Antreiber werden in diesem Modell als Verhaltensweisen und innere Gebote beschrieben und durch Verhaltensmerkmale charakterisiert. Im Verständnis der TA sind es Postulate, die aus der Primärsozialisation resultieren und innere Glaubenssätze meinen, die dann problematisch werden, wenn sie sich unbewusst zu zwanghaften und unumstößlichen Handlungsanweisungen entwickeln. Stress, Blockaden, Misserfolg und negativer Einfluss auf das Arbeits- und Kommunikationsverhalten können die Folge sein, wenn „ (...) sie als absolute, in jeder Situation wirksame Gebote wirken" (Burisch, 2014, S. 224).
Durch die Schärfung der Selbstwahrnehmung bzgl. eigener Antreiber erzielt der Klient mit ADHS-Symptomatik einen Steuerungsmechanismus, mit dem er der Impulsivität entgegenwirken kann. Der Klient kann z. B. durch einen Fragebogen angeleitet werden, seine Antreiber zu ermitteln und diese mit spezifischen, auf seinen Lernstil zugeschnittenen Lernprozessen zu schulen (Ratey, 2008). Anhand dieser Antreiberanalyse lassen sich Selbststeuerungsmechanismen zur Reduktion der Impulsivität erarbeiten. So werden Rollenspiele zur Verbesserung des Kommunikationsverhaltens genutzt. Sie bereiten Klienten auf wichtige Dialoge vor und fördern vor dem Sprechen das bewusste Denken, „conscious thought" (Ratey, 2008, S. 154). Dabei wird die Aufmerksamkeit des Coachees positiv und lösungsorientiert auf adäquate Äußerungen fokussiert. Dies soll ihm einen strukturellen Rahmen zur Entschleunigung seines meist sehr schnellen Denkens bieten, um die Impulsivität zu reduzieren, „give a second to stop and think" (Hallowell & Ratey, 2003, S. 334). Damit wird die Selbstbeobachtung und -steuerung im Kommunikationsprozess und Emotionsmanagement geschärft und bewusster Umgang und Einsatz von Kognition, Emotion und Sprache gefördert (vertiefende Informationen unter ➤ A-Q).

Interventionen zur Stärkung der Resilienz und Persistenz

Um die aus der Impulsivität resultierende verminderte Frustrationstoleranz zu bearbeiten, entwickeln Berater und Klient im ADHS-Coaching Strategien zur Steigerung der Resilienz und Persistenz. Der Begriff Resilienz stammt aus der Physik und beschreibt den Zustand eines Materials, das sich biegen, aber nicht brechen lässt. In Bezug auf das menschliche Verhalten wird Resilienz als

die Fähigkeit definiert, schwierige und risikoreiche Situationen aufgrund vorhandener Fähigkeiten erfolgreich bewältigen zu können (Fröhlich-Gildhoff & Rönnau-Böse, 2011). Nach Wustmann (2004, S. 18) ist Resilienz „die psychische Widerstandsfähigkeit gegenüber biologischen, psychologischen und psychosozialen Entwicklungsrisiken". Gemäß Rampe (2005) sind resiliente Menschen in der Lage, starke Diskrepanzen zwischen Ist- und Sollzustand als vorübergehend und bewältigbar zu betrachten; sie übernehmen dabei Verantwortung für ihren Anteil an der Problemsituation und bewerten diese als Herausforderung und Wachstumschance.
Die aktuelle Resilienzforschung, die auf zahlreiche empirische Studien bzgl. der Untersuchung von Risikoeinflüssen auf die Entwicklung von Menschen zurückgreifen kann (Laucht et al., 1996; Laucht, Esser und Schmidt, 2000; Werner und Smith, 2001; Rutter, 1990; Bengel und Lyssenko, 2012), befasst sich mit der Integration adaptiver Systemebenen und den dazu gehörigen Protektionsfaktoren (Maercker, 2009; weitere Informationen zur Resilienzforschung befinden sich unter ➤ A-R). Ziel der im Rahmen der Resilienzforschung entwickelten Modelle ist es, Anhaltspunkte für Präventions-, Interventions- sowie Kompensationsansätze zu entwickeln. In den Resilienzmodellen werden Resilienz stärkende Faktoren wie Optimismus, Selbstwirksamkeit, soziale Unterstützung und Coping als zentrale Aspekte genannt. Coping wird dabei definiert als ein Verhalten, das darauf abzielt, mit internen und externen Faktoren umgehen zu können.
In diesem Kontext ist die Persistenz als eine weitere wichtige Komponente für eine konstruktive Haltung gegenüber Situationen temporär wahrgenommener Inkompetenz zu erwähnen. Persistenz definiert sich als Ausdauer und Durchhaltevermögen. In der Motivationspsychologie wird damit das konsequente Fortsetzen des Zielstrebens bezeichnet. Basis für Resilienz und Persistenz ist die Entwicklung eines realistischen Lösungsszenarios, das schrittweise umgesetzt wird.
Zur Stärkung der Resilienz und Persistenz ermittelt der ADHS-Coach mit dem Klienten durch Reflexion, welche Hindernisse bei der Umsetzung und Zielerreichung auftreten können und welche Maßnahmen zur Bewältigung adäquat erscheinen. Dazu erarbeiten Berater und Coachee erfolgreiche Copingstrategien. Sie dienen als Quellen, „(...) die die aktive Adaptation des Organismus an seine Umgebung erleichtern können. Die individuelle Geschichte einer Person ist hierbei wichtig, weil sich nur in Kenntnis aller Lebensaspekte einer Person Bewältigungsstrategien auffinden und fördern lassen" (Bengel, Meinders-Lücking und Rottmann, 2009, S. 27). Bei der Realisation der Maßnahmen ist die intensive Begleitung durch den Coach erforderlich. Dabei kann er zur Stärkung der Persistenz mit dem Klienten einen Leitsatz, ein sogenanntes Mission Statement entwickeln, das ihn stärken soll, Veränderungsprozesse trotz potentieller Hindernisse erfolgreich zu durchlaufen (Ratey, 2008).

Interventionen zur Emotionsregulation

Um die Emotionsregulation zu fördern, entwickelt der ADHS-Coach mit dem Klienten für die vorausschauende Wahrnehmung von Situationen, die extreme Stimmungen auslösen können, intrapsychische, aktionale und expressive Strategien. In diesem Kontext sei erwähnt, dass die Zuordnung nicht immer eindeutig ist, weil Bewältigungsstrategien mehrere Anteile der oben genannten Kategorien umfassen können (Laux & Weber, 1990).
Zu den intrapsychischen Strategien zählen nach Laux & Weber (1990) die positive Deutung der Situation als Herausforderung sowie die positive Situationseinschätzung anhand des Vergleichs der Situation auf temporaler und sozialer Ebene. Auch Humor, Glaube und positive Selbstinstruktionen werden als effektive Strategien zur Emotionsregulation bezeichnet (Lazarus, Kanner und Folkman, zit. nach Maurer, 2006). Zu den aktionalen Strategien gehören nach Lazarus & Lazarus (1994) die Planung und Durchführung problemlösungsorientierter Strategien. Des Weiteren wird

nach Carver, Scheier & Weintraub (1989) das Suchen nach sozialer Unterstützung genannt, welches in der Literatur sowohl positiv als auch negativ bewertet wird. So kann die Informationsbeschaffung, die Bestätigung des eigenen Standpunktes oder der emotionale Rückhalt positive Auswirkungen auf das Befinden haben (Schröder & Schmitt, 1988). Im Gegensatz dazu kann die soziale Unterstützung aber auch negative Auswirkungen auf das Einschätzen der eigenen Fähigkeiten und die Beurteilung von Bewältigungsressourcen haben (Schwarzer, 1981).

Expressive Bewältigungsstrategien werden nach Maurer (2006) als Ausdruck von Emotion bezeichnet und sind bedeutsam bei der interaktionsbezogenen Bewältigung von Gefühlen. Sie sollen so gewählt werden, dass sie die Beziehungen mit den Interaktionspartnern nicht belasten. Im Rahmen des ADHS-Coachings verfolgt die Emotionsregulation das Ziel, den Klienten bei der Generierung von Bewältigungsstrategien zu stärken. Da sich Coaching als Problemlöseprozess versteht, regt es den Klienten zu einem problemlösungsorientierten Verhalten an. Somit gilt die Änderung der Problemsicht nach Maurer (2006, S. 155) als „effiziente Strategie der Emotionsregulation".

Als hilfreiche Interventionen zum Aufbau von Emotionsregulationsstrategien seien das einfühlende Verstehen durch das Verbalisieren emotionaler Erlebnisinhalte (VEE) (Tausch & Tausch, 1990), wertschätzendes Zuhören und Spiegeln ebenso wie der aus der Gestalttherapie stammende imaginative Rollentausch (Schreyögg, 2005) zu erwähnen. Beim imaginativen Rollentausch stärkt der Klient seine Fähigkeit, Perspektivwechsel vorzunehmen, und erhöht seine Empathie, d.h. Verständnis für den Interaktionspartner zu entwickeln. Ebenfalls zu nennen sei an dieser Stelle die Intervention des Reframing (Watzlawick, Weakland & Fisch, 2001), die Bestandteil vieler therapeutischer Schulen ist und den Klienten befähigt, problematische Situationen positiv umzubewerten und seine Emotion entsprechend zu steuern (Maurer, 2006). Hierbei verwendet der Coach Fragen zur emotionalen Selbststeuerung (➤ A-S) zur Stärkung der Selbstwahrnehmung und der Emotionsregulation.

In diesem Kontext erscheint auch die Betrachtung der Theorie der Persönlichkeits-System-Interaktionen (PSI-Theorie) von Kuhl (2006) und Kuhl, Kazén & Koole (2006) als relevant. Gemäß dieser Theorie umfasst die sogenannte PSI-basierte Kompetenzanalyse ein Diagnoseinstrumentarium sowie eine Sammlung verschiedener Tests, die bedarfsgerecht einzeln oder kombiniert eingesetzt werden können, um das menschliche Verhalten in komplexen Situationen zu analysieren (Kuhl, 2006). Teile der PSI-Theorie wurden bereits in Studien von Kuhl (1994, 1999) und Oettingen (1997) empirisch überprüft und gelten daher für die Anwendung im ADHS-Coaching als wissenschaftlich abgesicherte Interventionen.

Nach Kuhl (2006) wird die Persönlichkeit des Menschen von vier Funktionssystemen und deren Wechselspiel gesteuert. Diese vier Ebenen sind: die Ratgeberfunktion (Extensionsgedächtnis), die Planungsfunktion (Intentionsgedächtnis), die Ausführungsfunktion (intuitive Verhaltenssteuerung) und die Prüffunktion (Objekterkennungssystem). Nach Kuhl (2006) wirkt die Ratgeberfunktion aus dem Unterbewusstsein heraus und beinhaltet die Bedürfnisse des Menschen sowie die des sozialen Umfelds. Wenn sie aktiv ist, kann jeder Situation ein Sinn oder etwas Positives abgewonnen werden. Die Planungsfunktion (Intentionsgedächtnis) erlaubt es, anspruchsvolle Vorhaben zu planen und teilweise auch im Gedächtnis zu behalten, bis diese umgesetzt sind. Anschließend wird das Vorhaben mit Hilfe der Ausführungsfunktion (intuitive Verhaltenssteuerung) umgesetzt. Weiterhin inkludiert die Persönlichkeit die Prüffunktion, auch unter dem Namen Objekterkennungssystem bekannt. Damit können potentielle Verhaltensfehler entdeckt werden. Die vier Ebenen mit den entsprechenden Funktionen bilden die Voraussetzung für Lernen und Persönlichkeitsentwicklung.

Überdies arbeitet die PSI-Diagnostik funktionsanalytisch und bietet die Möglichkeit, Mechanismen zu beschreiben, nach denen eine Person ihre Handlungen ausrichtet, die sich aber bisweilen

ihrer direkten Beobachtung entziehen. Die Arbeit mit PSI-basierten Kompetenzanalysen ermöglicht das Erstellen eines detaillierten Persönlichkeitsprofils des Klienten, das Kompetenzen und Schlüsselqualifikationen der Person aufzeigt und gleichzeitig auf Entwicklungspotenzial hindeutet. Zusammenfassend lassen sich die Instrumente der PSI-Theorie für den Einsatz im ADHS-Coaching als wissenschaftlich belegt und daher als hilfreich relevant einstufen. Im Prozess des ADHS-Coachings sollen dem Klienten die oben genannten vier Funktionssysteme transparent gemacht werden, damit er diese bedarfsgerecht und situationsadäquat in den jeweiligen Kommunikations- oder Beziehungsdynamiken einsetzen kann.
Als weitere Tools zur Förderung der Kommunikationskompetenz dienen Modelle wie „Die vier Botschaften einer Nachricht" (Schulz von Thun, 1998, S. 30; siehe ➤ A-T), die Regeln der wertschätzenden, personzentrierten Gesprächsführung (Rogers 1959; 2009a), der motivierenden Gesprächsführung (Millner & Rollnick, 2009) sowie der „Gewaltfreien Kommunikation" (Rosenberg, 2012, S. 21 ff.), die das Interaktionsverhalten der Klienten fördern, die hier aufgrund ihrer Impulsivität großen Bedarf zeigen.

6.8 Die ADHS-spezifischen Beraterkompetenzen

In der Situationsdeutung sollte der ADHS-Coach über fundierte diagnostische Kompetenzen verfügen, um zu erkennen, ob der Klient eine Ausprägung der Symptome zeigt, die eine Veränderung der Medikation und Therapie im modularen Behandlungskonzept erfordern. Folglich muss er mit Medizinern und Psychotherapeuten im Veränderungsprozess engmaschig kommunizieren und kooperieren. Da der Anteil der direktiven Haltung und die Rolle des Expertenberaters im Vergleich zur Rolle des non-direktiven, reflexiven Prozessbegleiters überwiegen kann, soll der Berater in der Lage sein, zwischen diesen Haltungen zu wechseln und diese transparent zu vermitteln. Um beide Rollen ausfüllen zu können, benötigt der Berater neben betriebswirtschaftlicher, psychologischer und fundierter Coaching-Kompetenz ebenfalls Feldkompetenz aus der Arbeitswelt sowie Fachwissen über das Störungsbild der ADHS, damit er bei Bedarf den Klienten mit psychoedukativen Elementen im Coaching-Prozess zum Experten seiner ADHS-Symptomatik und zur Selbstakzeptanz verhelfen kann. „To use the most effective approach (...) the coach should inquire about symptoms including distraction, impulsivity, task completion, and forgetfulness" (Swartz, 2005, S. 650).
Der Berater muss neben der Anwendungskompetenz der symptomgeleiten Interventionen (➤ Kap. 6.7) über eine schulenübergreifende Methodenkompetenz verfügen, u. a. aus den Bereichen Problemanalyse, Ziel-Definition, sequentielle Strukturierung, Motivierung und Ressourcenaktivierung. Der Sequentialität in der Strukturierung und Umsetzung sowie der Motivierung kommen hierbei besondere Bedeutung zu. Denn die Betroffenen „haben wahrscheinlich aufgrund ihrer Impulsivität nie gelernt, Dinge sinnvoll einzuteilen, zu strukturieren und durchzuführen" (Lauth & Minsel, 2009, S. 15). Bei der Auswahl der Methoden soll der Coach dem Klienten wertschätzend signalisieren, dass er ihn versteht und nicht bewertet. Dadurch fühlt der Klient sich nicht, wie häufig erlebt, andersartig und abgewertet. Auf diese Weise kann eine wachstumsfördernde Arbeitsbeziehung entstehen (Ratey, 2008). Neben personalen Kompetenzen wie Kritikfähigkeit, „Sensibilität für eigene Bedürfnisse, Fähigkeit zum Bedürfnisaufschub, Selbststeuerung und Rollendistanz" (Maurer, 2009, S. 99), die im Coaching generell erforderlich sind, soll ein ADHS-Coach über ein hohes Maß an Frustrationstoleranz verfügen, welche aufgrund der Symptomtrias der Klientengruppe notwendig ist. Klienten mit ADHS-Symptomen benötigen mögli-

cherweise mehr Rückschleifen in einem Veränderungsprozess als andere Klientengruppen. Dies erfordert vom Coach ein hohes Maß an Ausdauer, Ambiguitätstoleranz und Geduld, „incredible patience" (Ratey, 2008, S. 30).
Darüber hinaus soll ein ADHS-Coach Flexibilität und eigene emotionale Stabilität sicherstellen. Da ADHS-Coaching stark an unmittelbaren Tagesthemen und aktuellen Bedürfnissen des Klienten ausgerichtet ist, orientiert sich der Coach an der symptombedingt wechselhaften psychischen Verfassung des Klienten. Die Aufgabe des Beraters besteht darin, die emotionale Stabilität des Klienten zu unterstützen: In der Rolle des Sparringpartners stellt er seine Ausgeglichenheit dem bisweilen emotional instabilen Klienten zur Stärkung zur Verfügung, indem er „dem Klienten wahrhaftig seine Gefühle im Zusammensein ausleiht" (Beerwerth, 2013, S. 100). Um den Interaktionsprozess erfolgreich zu gestalten, benötigt der ADHS-Coach höhere Sozialkompetenz als Coaches anderer Klientengruppen: Personen mit ADHS-Symptomen benötigen in der Regel aufgrund der aus den Kardinalsymptomen resultierenden Problemstellungen Berater mit einem hohen Maß an Vorurteilsfreiheit, Verständnisbereitschaft, Akzeptanz, Kongruenz und Empathie. Zur Stärkung der sozialen Kompetenz des Coaches empfiehlt sich regelmäßige Supervision durch einen Supervisor mit umfassender psychologischer oder ADHS-spezifischer Fachkompetenz.

7 Anforderungen an die weitere Forschung

Mit dem vorliegenden Coaching-Konzept soll ein Beitrag zur Schließung der Forschungslücke bzgl. der Thematik Coaching für Erwachsene mit ADHS-Symptomen geleistet werden. Um fundierte Aussagen über die Wirksamkeit dieses Konzeptes treffen zu können, bedarf es künftig vertiefender Betrachtung hinsichtlich der Fragestellung, welche Erfolgsfaktoren für die Wirksamkeit besonders relevant sind. In diesem Zusammenhang sollte durch quantitative und qualitative Wirksamkeitsforschung der sechsphasige Prozessverlauf auf seine Anwendbarkeit hin überprüft werden. Ebenso sollte untersucht werden, welche der vorgeschlagenen symptomgeleiteten Interventionen erfolgswirksamer sind als andere und welche ggf. modifiziert werden müssen. Begrüßenswert wäre außerdem eine Untersuchung, welche spezifische Haltung des ADHS-Coaches – die des Expertenberaters oder die eines reflexiven Prozessbegleiters – erfolgversprechender ist. Alternativ könnte auch beforscht werden, in welchem Maß die Kombination beider Rollen erfolgswirksam ist. In diesem Zusammenhang ist zu konnotieren, dass im Coaching die Toleranz gegenüber der Integration von Elementen transitiver Expertise in die Prozessberatung wächst (Schreyögg, 2010).
Aus gesellschaftlicher Sicht ist ADHS eine Problematik, deren Intensität aufgrund der globalisierten Digitalisierung, insbesondere durch die steigende Nutzung von Social Media und Smartphones, bei den Betroffenen in den kommenden Jahren mit hoher Wahrscheinlichkeit eher zu- als abnehmen wird. Der Ansatz eines ADHS-Coachings gewinnt vor diesem Hintergrund aufgrund seiner hohen arbeitsweltlichen Anschlussfähigkeit stark an Bedeutung. Denn infolge der gesellschaftlichen Rahmenbedingungen sind die Ansprüche an die Selbstorganisation und die Selbstführung der Individuen so sehr gestiegen, dass sich für die Arbeitsfähigkeit und autonome Lebensführung eine Bewältigungsstrategie in Form neuer professioneller personenbezogener Beratungsangebote entwickelt. In diesem Kontext wird Coaching eine zunehmend gesellschaftlich anerkannte, professionelle Relevanz zugeschrieben (Fietze, 2014).

Vor diesem Hintergrund ist es ein Gebot sozialer Gleichbehandlung, die institutionelle Kostenübernahme durch Krankenkassen und -versicherungen für die Behandlung von ADHS-Betroffenen in stärkerem Maße als bisher zu ermöglichen. Derzeit werden ausschließlich Maßnahmen der Psychotherapie und Medikation von Krankenkassen und -versicherungen erstattet. Dieses ist in Anbetracht der eingangs geschilderten Überlegungen kritisch zu betrachten. Zugleich stellt sich dieser Zustand als sozial ungerecht dar, weil Coaching ausschließlich jenen Betroffenen vorbehalten ist, welchen die finanziellen Mittel für eine Unterstützung durch Coaching zur Verfügung stehen. Finanziell schwach gestellte Individuen haben diese Option nicht oder nur sehr begrenzt.

Wird dieser Aspekt auch mit Bezug auf den Stigmatisierungseffekt der Betroffenen durch die Diagnose ADHS betrachtet, so lässt sich konstatieren, dass Coaching der derzeit dominanten medizinisch-therapeutischen Behandlung entgegenwirken und zu einer Destigmatisierung der Betroffenen beitragen kann.

Daher erscheint es erforderlich, diesem Beratungsformat im Kontext der adulten ADHS mehr Raum für die Forschung zu geben. Relevant sind dabei Überlegungen, denen die folgenden Forschungsfragen zugrunde liegen:

ADHS bei Erwachsenen. http://dx.doi.org/10.1016/B978-3-437-31585-5.00007-4

- Können mit einem zeitlich begrenzten Coaching langfristige Erfolge erzielt werden?
- Welches Setting – Gruppen- oder Einzelsetting – ist wirksamer für das ADHS-Coaching?
- Sind die positiven Effekte im Verhalten der Teilnehmer eines ADHS-Coachings das Ergebnis einer Verhaltensänderung oder das Resultat einer Wahrnehmungsveränderung oder potentiellen Umbewertung? Werden die Effekte durch Fremdbeurteilungen von Freunden, Familie und Kollegen bestätigt?
- Welche wirksamen Erfolge kann Coaching bei Betroffenen erzielen, die starke Beeinträchtigungen oder Komorbiditäten aufweisen?
- Wie kann Coaching dazu beitragen, die Gabe von Medikamenten und die Frequenz von psychotherapeutischen Sitzungen zu reduzieren?
- Welche curricularen Bestandteile sollte eine Ausbildung zum ADHS-Coach umfassen?

Diese Fragen zeigen, dass die Forschung im Bereich Coaching für Personen mit ADHS-Symptomen noch ein weites Feld vor sich hat, das sich zu erschließen lohnt.

Literaturverzeichnis

Antonovsky, A. (1993). Gesundheitsforschung versus Krankheitsforschung. In: A. Franke & M. Broda (Hrsg.), Psychosomatische Gesundheit. Versuch einer Abkehr vom Pathogenese-Konzept. Tübingen: dgvt, 3–14.

Backhausen, W. & Thommen, J.-P. (2004). Coaching. Durch systemisches Denken zu innovativer Personalentwicklung. Wiesbaden: Gabler.

Baer, N. (2010). Emotionale Barriere im Arbeitsumfeld. Forum für Sozialpsychiatrie, 28 (4), 21–25.

Baer, N. & Kirsch, P. (2010). Training bei ADS im Erwachsenenalter TADSE. Weinheim, Basel: Beltz.

Barkley, R. A. (1998). Attention-deficit hyperactivity disorder: A handbook for diagnosis and treatment (2nd Ed.). New York: The Guilford Press.

Barkley, R. A. (2006). Attention-deficit/hyperactivity: A handbook for diagnosis and treatment. New York: The Guilford Press.

Barkley, R. A., Murphy, K. R., & Kwasnik, D. (1996). Motor vehicle driving competences and risks in teens and young adults with attention deficit hyperactivity disorder. Pediatrics, 98, 1,089–1,095.

Barkley, R. A., Fischer, M., Smallish, L. & Fletcher, K. (2006). Young adult outcome of hyperactive children. Adaptive functioning in major life activities. Journal of the American Academy of Child and Adolescent Psychiatry, 45 (2), 192–202.

Barkley, R. A., Murphy, K. R. & Fischer, M. (2008). ADHD in Adults. What the Science Says. New York: Guilford Press.

Barkley, R. A. & Benton, C. (2010). Taking Charge of Adult ADHD. New York: Guilford Press.

Barmeyer, C. (2005). Interkulturelles Coaching. In: C. Rauen (Hrsg.), Handbuch Coaching. Göttingen: Hogrefe, 241–272.

Beerwerth, C. (2013). Suche dir Menschen, die dir guttun. Coaching für Erwachsene mit ADS. Freiburg: Herder.

Behrendt, P. (2004). Wirkfaktoren und Psychodrama im Transfercoaching. Diplomarbeit, Albert-Ludwigs-Universität Freiburg.

Behrendt, P. (2006). Wirkung und Wirkfaktoren von psychodramatischem Coaching. Eine experimentelle Evaluationsstudie. Zeitschrift für Psychodrama und Soziometrie, 5 (1), 59–87.

Behrendt, P. (2012) Freiburger Erfolgsfaktoren-Coaching – Vier Erfolgsfaktoren zur Etablierung von Konsistenz bei Coachees. Organisationsberatung, Supervision, Coaching, 19 (4), 391–404.

Belardi, N. (2009). Supervision. Grundlagen, Techniken, Perspektiven. München: Beck.

Bengel, J. & Lyssenko, L. (2012). Resilienz und psychologische Schutzfaktoren im Erwachsenenalter. Stand der Forschung zu psychologischen Schutzfaktoren von Gesundheit im Erwachsenenalter. Köln: Bundeszentrale für gesundheitliche Aufklärung.

Bengel, J., Meinders-Lücking, F. & Rottmann, N. (2009). Schutzfaktoren bei Kindern und Jugendlichen – Stand der Forschung zu psychosozialen Schutzfaktoren für Gesundheit. In: Forschung und Praxis der Gesundheitsförderung, 35. Köln: Bundeszentrale für gesundheitliche Aufklärung, 167–182.

Berg-Peer, J. (2003). Outplacement in der Praxis. Trennungsprozesse sozialverträglich gestalten. Wiesbaden: Betriebswirtschaftlicher Verlag.

Berking, M. (2007). Training emotionaler Kompetenzen: TEK – Schritt für Schritt. Berlin: Springer.

Bernhard, H., Wermuth, J. (2011). Stressprävention und Stressabbau. Praxisbuch für Beratung, Coaching und Psychotherapie. Weinheim: Beltz Verlag.

Biederman, J., Faraone, S.V., Milberger, S., Curtis, S., Chen, L., Marrs, A., Ouelette, C., Moore, P., Spencer, T. (1996). Predictors of persistence and remission of ADHD. Results from a four-year prospective follow-up study of ADHS children. Journal of the American Academy of Child and Adolescent Psychiatry, 35, 343–351.

Biederman, J., Mick, E., Surman C. et al. (2010). A randomized, double-blind, placebo-controlled study of guanfacine extended release in children and adolescents with attention-deficit/hyperactivity disorder. J Clin Psychopharmacol, 30, 549–553.

Biederman, J., Petty, C.R. & O'Connor, K.B. et al. (2012). Predictors of persistence in girls with attention deficit hyperactive disorder. Results from an 11-year controlled follow-up study. Acta Psychiatr Scand, 147–156.

Birgmeier, B. (2009). Coachingwissen. Denn sie wissen nicht, was sie tun? Wiesbaden: VS Verlag für Sozialwissenschaften.

Böning, U. (1994). Ist Coaching eine Modeerscheinung? In: L.M. Hofmann & E. Regnet (Hrsg.), Innovative Weiterbildungskonzepte. Göttingen: Verlag für angewandte Psychologie, 171–185.

Böning, U. (2005). Coaching. Der Siegeszug eines Personalentwicklungs-Instruments. Eine fünfzehn-Jahres-Bilanz. In: C. Rauen (Hrsg.), Handbuch Coaching. Göttingen: Hogrefe, 21–36.

Böning, U. & Fritschle, B. (2008). Coaching für Business. Was Coaches, Personaler und Manager über Coaching wissen müssen. Bonn: ManagerSeminare.

Bramham, J., Ambery, F., Young, S., Morris, R., Russel, A., Xenitidis, K. et al. (2009). Executive functioning differences between adults with attentiondeficit, hyperactive disorder and autistic spectrum disorder in initiation, planning, and strategy formation. Autism, 13, 245–264.

Brom, D., Kleber, R.J., Defares, P.B. (1989). Brief Psychotherapy for Posttraumatic Stress Disorders. Journal of Consulting and Clinical Psychology, 57, 607–612.

Brown, T.E. (1996). Brown Attention-Deficit Disorder Scales (BrownADDScales). PsychCorp/Pearson: San Antonio, TX.

Brünker, J. (2005). Beratung und Supervision. Fragen, Themen und Effekte. Frankfurt/Main: Lang, Dissertation 2004).

Buitelaar, J.K. (2011). ADHD in adults. Toward a new definition in DSM-V. In: J.K Buitelaar, C.C. Kan, P. Asherson (Hrsg.), ADHD in adults. Characterization, diagnosis and treatment. Cambridge/New York: Cambridge University Press.

Bundesärztekammer (2005). Stellungnahme zur Aufmerksamkeitsdefizit-/Hyperaktivitätsstörung (ADHS). Langfassung; http://www.bundesaerztekammer.de/downloads/ADHSLang.pdf, 13.11.2014.

Bundesärztekammer (2006). Diagnostik und Differenzialdiagnostik der ADHS; http://www.bundesaerztekammer.de/page.asp?his=0.7.47.3161.3163.3177, 13.11.2014.

Burisch, M. (2014). Das Burnout-Syndrom. Theorien der inneren Erschöpfung. Heidelberg: Springer.

Carver, C., Scheier, M.F. & Weintraub, J.K. (1989). Assessing Coping Strategies: A Theoretically Based Approach. Journal of Personality and Social Psychology, 56, 267–283.

Clement, U. & Clement, U. (1999). Interkulturelles Coaching. In K. Götz (Hrsg.), Interkulturelles Lernen/Interkulturelles Training. Managementkonzepte. München: Rainer Hampp, 157–168.

Cohn, R.C. (1976). Von der Psychoanalyse zur Themenzentrierten Interaktion. Sttttgart: Klett.

Cohn, R.C. (1980). Von der Psychoanalyse zur Themenzentrierten Interaktion. Von der Behandlung einzelner zu einer Pädagogik für alle. Stuttgart: Klett-Cotta.

Conners, C.K. & Jett, J.L. (1999). Attention deficit hyperactivity disorder in adults and children: The latest assessment and treatment strategies. Kansas City, MO: Compact Clinicals.

Damasio, A. (2013). Selbst ist der Mensch. Körper, Geist und die Entstehung des menschlichen Bewusstseins. München: Pantheon.

D'Amelio, R., Retz, W., Philipsen, A. & Rösler, M. (2009). Psychoedukation und Coaching. ADHS im Erwachsenenalter. Manual zur Leitung von Patienten- und Angehörigengruppen. München/Jena: Urban & Fischer.

DBVC-Deutscher Bundesverband Coaching e. V. (2012). Coaching als Profession. Osnabrück: Steinbacher Druck.

Depressionen-depression.net. Die typische Depression – Major Depression – Endogene Depression. http://www.depressionen-depression.net/erscheinungsformen-von-depressionen/major-depression.htm

Depressionen-depression.net. Dysthymia – neurotische Depression. http://www.depressionen-depression.net/erscheinungsformen-von-depressionen/neurotische-depression.htm

Dobler, G. (2012). Das Selbst- und Bildungsverständnis von Waldpädagogen. Eine Erhebung subjektiver Theorien in Anlehnung an das Modell „Inneres Team“ nach Schulz von Thun, unveröffentlichte Dissertation; Technische Universität München.

Döpfner, M. (2000). Hyperkinetische Störungen. In: F. Petermann (Hrsg.), Lehrbuch der klinischen Kinderpsychologie. Göttingen: Hogrefe, 153–189.

Eberspächer, H. (1983). Probleme des Coaching als praktisch-psychologische Tätigkeit im Sport. In J. P. Janssen & E. Hahn (Hrsg.), Aktivierung, Motivation, Handlung und Coaching im Sport. Schorndorf: Hofmann.

Ebert, D., Krause, J. & Roth-Sackenheim, C. (2003). ADHS im Erwachsenenalter. Leitlinien auf der Basis eines Expertenkonsensus mit Unterstützung der DGPPN. Nervenarzt, 10, 939–946.

Ebner, K. (2009). Entwicklung der Studierfähigkeit als Aufgabe der Universität. Coaching studentischer Selbstmanagementkompetenzen. Zeitschrift für Hochschulentwicklung (ZFHE), 4 (3), 37–52.

Edel, M.-A. & Vollmoeller, W. (2006). Aufmerksamkeitsdefizit-/Hyperaktivitätsstörung bei Erwachsenen. Heidelberg: Springer.

Elsässer, M., Nyberg, E., & Stieglitz, R.-D. (2010). Kognitiv-behaviorale Strategien in der Behandlung von Erwachsenen mit ADHS. Zeitschrift für Psychiatrie, Psychologie und Psychotherapie, 58 (1), 35–44, zitiert nach: Stieglitz, R.-D., Nyberg, E. & Hofecker-Fallahpour, M. (2012). ADHS im Erwachsenenalter. Göttingen: Hogrefe.

Erickson, M. H. (1980). The Collected Papers of Milton Vol. I-IV. New York: Irvington.

Ewert, H. & Karmann, M. (2006). Kollegiale Beratung mit Reflecting Teams. In: A. Rohm (Hrsg.), Change-Tools. Erfahrene Prozessberater präsentieren wirksame Workshop-Interventionen. Bonn: ManagerSeminare, 189–195.

Fatzer, G. & Jansen, H. H. (2006). Die Gruppe als Methode. Bergisch Gladbach: EHP-Verlag Andreas Kohlhage.

Faraone, S. V., Biederman, J., Mick, E., Williamson, S., Wilens, T., Spencer, T., Weber, W., Jetton, J., Kraus, I., Pert, J. & Zallen, B. (2000). Family Study of Girls with Attention Deficit Hyperactivity Disorder. American Journal of Psychiatry, 157 (7), 1,077–1,083.

Fietze, B. (2014). Coaching auf dem Weg zur Profession? Eine professionssoziologische Einordnung. Organisationsberatung, Supervision, Coaching, 21 (3), 279–294.

Flückiger, C., Frischknecht, E., Wüsten, G. & Lutz, W. (2008). Ressourcenpriming. Veränderung der Aufmerksamkeitsfokussierung bei Novizen und erfahrenen Therapeuten zu Therapiebeginn. Zeitschrift für Psychiatrie, Psychologie und Psychotherapie, 56 (1), 61–68.

Flückiger, C. & Grosse Holforth, M. (2008). Focusing the therapist's attention on the patient's strengths. A preliminary study of foster a mechanism of change in outpatient psychotherapy. Journal of Clinical Psychology, 56, 61–67.

Folkman, S., Lazarus, R. S., Gruen, R. J. & DeLongis, A. (1986). Appraisal coping health status and psychological symptoms. Journal of perosnality and social psychology, 50 (3), 571–579.

Foucalt, M. (1993). Technologien des Selbst. Frankfurt a. M.: S. Fischer.

Franke, E. (2005a). Körperliche Erkenntnis. Die andere Vernunft. Bildungstheoretische Grundlagen der Bewegungs-und Sportpädagogik, 180–201.

Franke, G. H. (2005b). SCL-90. Symptom-Checkliste; http://www.unifr.ch/ztd/HTS/inftest/WEB-Informationssystem/de/4dek01/d8f0aaf1d7844fb6865f10e3023ffcfd/hb.htm, 25.10.2014.

Fröhlich-Gildhoff, K. & Rönnau-Böse, M. (2011). Resilienz. München: Reinhardt.

Frölich, J. & Lehmkuhl, G. (2004). Die medikamentöse Behandlung der Aufmerksamkeitsdefizit-/Hyperaktivitätsstörung im Erwachsenenalter. Nervenarzt, 75, 1.074–1.082.

Gendlin, E. T. (2012). Focusing: Selbsthilfe bei der Lösung persönlicher Probleme. Reinbek: Rowohlt.
Goldstein, S. (2005). Coaching as a treatment for ADHD. Journal of Attention Disorders (9), 379–381.
Grawe, K., Donati, R. & Bernauer, F. (1994). Psychotherapie im Wandel. Von Konfession zur Profession. Göttingen: Hogrefe.
Grawe, K. (1998). Psychologische Therapie. Göttingen: Hogrefe.
Grawe, K. (1999). Gründe und Vorschläge für eine Allgemeine Psychotherapie. Psychotherapeut, 44, 350–359.
Grawe, K. (2004). Neuropsychotherapie. Göttingen: Hogrefe.
Greif, S., Holling, H. & Nicholson, N. (1989). Arbeits- und Organisationspsychologie. München: PVU.
Greif, S. (2010). A new frontier of research and practice. Observation of coaching behavior. The coaching Psychologist, 6 (2), 97–105.
Greif, S., Schmidt, F. & Thamm, A. (2010). Warum und wodurch Coaching wirkt. Ein Überblick zum Stand der Theorieentwicklung und Forschung über Wirkfaktoren. Organisationsberatung – Supervision – Coaching, 19, (4), 375–390.
Greif, S. (2013). Coaching. Practice or science based? Presentation of the European Association of Work and Organizational Psychology (EAWOP) conference. Münster, Deutschland.
Grün, J. & Dorando, M. (1994). In der Werkstatt. Meistercoaching. Management Zeitschrift IO, 2, 69–72.
Hallowell, E. M. & Ratey, J. (2003). Zwanghaft zerstreut. Oder die Unfähigkeit, aufmerksam zu sein. Reinbek: Rowohlt.
Harris, T. A. (2002): Ich bin o. k. Du bist o. k. Wie wir uns selbst besser verstehen und unsere Einstellung zu anderen verändern können. Eine Einführung in die Transaktionsanalyse. Reinbek: Rowohlt.
Heckhausen, H., Gollwitzer, M. & Weinert, F. E. (1987). Jenseits des Rubikon. Der Wille in den Humanwissenschaften. Berlin: Springer.
Heckhausen, H. & Gollwitzer, P. M. (1987). Thought contents and cognitive functioning in motivational versus volitional states of mind. Motivation and emotion, 11, S.101–120.
Heckhausen, J. & Heckhausen, H. (2006). Motivation und Handeln. Einführung und Überblick. In: J. Heckhausen & H. Heckhausen (Hrsg.), Motivation und Handeln, Berlin/Heidelberg: Springer, 1–9.
Heiligenstein, E., Guenther, G., Levy, A., Savino, F. & Fulwiler, J. (1999). Psychological and academic functioning in college students with attention deficit hyperactivity disorder. Journal of College Health, 47, 181–185.
Heinzmann, S. (2003). Outplacement. Die Praxis der integrierten Beratung. Bern: Huber.
Hesslinger, B., van Elst. L. T. Nyberg, E., Dykkierek, P., Richter, H., Berner, M. & Ebert, D. (2002). Psychotherapie of attention deficit hyperactive disorder in adults. A pilot study using a structured skills training program. European archives of Psychiatry and Clinical Neuroscience, 252, 177–184.
Hesslinger, B., Philipsen, A., Richter, H. & Ebert, D. (2003). Zur Psychotherapie der Aufmerksamkeitsdefizit-/Hyperaktivitätsstörung (ADHS) bei Erwachsenen. Verhaltenstherapie (13), 276–282.
Hinkelmann, R. (2014). Coaching für Klienten mit ADHS-Symptomen, Unveröffentlichtes Manuskript.
Hinkelmann, R. (2012). Vor- und Nachteile der fünf Antreiber im arbeitsweltlichen Kontext. INeKo-Lehrmaterialien und Seminarunterlagen zur Ausbildung: Systemisches Coaching und Veränderungsmanagement. Modul 3. Change Management in Organisationen – Von der Ebene der Person auf die Ebene der Organisation, Unveröffentlichtes Manuskript, INeKo Institut an der Universität zu Köln.
Hinkelmann, R. (2011). Der Work-Life-Balance-Kompass. INeKo-Lehrmaterialien und Seminarunterlagen zur Ausbildung: Systemisches Coaching und Veränderungsmanagement. Modul 2. Der Coachingprozess und der Aufbau der Coachingsitzungen, Unveröffentlichtes Manuskript, INeKo Institut an der Universität zu Köln.
Hosak, U. (2006). Konzeptgebundene Strukturierung und differentielle Diagnostik am Beispiel eines Einzelcoachings. In: U. Straumann & C. Zimmermann-Lotz (Hrsg.), Personzentriertes Coaching und Supervision – ein interdisziplinärer Balanceakt. Kröning: Asanger.
Jansen, A., Mäthner, E. & Bachmann, T. (2003). Evaluation von Coaching. Eine Befragung von Coachs und Klienten zur Wirksamkeit von Coaching. Organisationsberatung – Supervision – Coaching, 10 (3), 245–254.
Kahl, K. G., Puls, J. H., Schmid, G. & Spiegler, J. (2012). Praxishandbuch ADHS. Diagnostik und Therapie für alle Altersstufen. Stuttgart/New York: Georg Thieme.

Kahler, T. (1977). Das Miniskript. In: G. Barnes (Hrsg.), Transaktionsanalyse seit Eric Berne, 91–132.

Kant, I. (1798): Anthropologie in pragmatischer Hinsicht, Erstes Buch, § 12. Vom Können in Ansehung des Erkenntnißvermögens überhaupt. In: Akademieausgabe Band VII, Königsberg: Friedrich Nicolovius, 148–149.

Kessler, R. C., Adler, L. A., Barkley, R., Biederman, C., Conners, K., Faraone, S. V., Grennhill, L. L., Jaeger, S., Scnik, K., Spencer, T., Üstün, T. B. & Zaslavsky, A. M. (2005). Patterns and Predictors of Attention-Deficit/Hyperactivity Disorder Persistence into Adulthood. Results from the National Comorbidity Survey Replication. Biological Psychoatry, 57, 1,442–1,451.

Klein, R. G., Mannuzza, S., Olazagasti, M. A., Belsky, E. R., Hutchison, J. A., Lashua-Shriftman, E., Castellanos, F. X. (2012). Clinical and functional outcome of childhood attention-deficit/hyperactivity disorder 33 years later. Arch Gen Psychiatry, 69, 1,295–1,303.

König, E. & Volmer, G. (2009). Handbuch Systemisches Coaching. Für Führungskräfte, Berater und Trainer. Weinheim: Beltz.

Kordon, A., & Hofecker-Fallahpour, M. H. (2006). Phamakotherapie der Aufmerksamkeitsdefizit-/Hyperaktivitätsstörung (ADHS) im Erwachsenenalter. Zeitschrift für Psychiatrie, Psychologie und Psychotherapie, 54 (2), 99–110.

Korunka, C. (1992). Der Mensch ist gut, er hat nur viel zu schaffen. Werte und Menschenbild in der Personzentrierten Psychotherapie. P. Frenzel, P. Schmid & M. Winkler (Hrsg.), Handbuch der Personzentrierten Psychotherapie. Köln: Edition Humanistische Psychologie, 71–82.

Krause J. & Krause K.-H. (2003). ADHS im Erwachsenenalter. Die Aufmerksamkeitsdefizit/Hyperaktivitätsstörung bei Erwachsenen. Stuttgart/New York: Schattauer.

Krause, J. & Krause, K.-H. (2005). ADHS bei Erwachsenen. State of the Art. PharmaFokus ZNS, 2, 33–34.

Krause, J. (2006). Diagnostik und Therapie der ADHS im Erwachsenenalter. In: M.-A. Edel & W. Vollmoeller (Hrsg.), Aufmerksamkeitsdefizit-/Hyperaktivitätsstörung bei Erwachsenen. Heidelberg: Springer Medizin Verlag, S. 29–48..

Krause, J. & Krause, K.-H. (2014). ADHS im Erwachsenenalter. Die Aufmerksamkeitsdefizit-/Hyperaktivitätsstörung bei Erwachsenen. Stuttgart: Schattauer.

Krause, K.-H., Krause, J. & Trott, G.-E. (1998). Das hyperkinetische Syndrom (Aufmerksamkeitsdefizit-/Hyperaktivitätsstörung) des Erwachsenenalters. Nervenarzt, 69 (7), 543–556.

Kubik, J. A. (2010). Efficacy of ADHD coaching for adults with ADHD. Journal of attention disorders, 13 (5), 442–453, zitiert nach Kahl, K. G., Puls, J. H., Schmid, G. & Spiegler, J. (2012). Praxishandbuch ADHS. Diagnostik und Therapie für alle Altersstufen. Stuttgart/New York: Georg Thieme.

Kuhl, J. & Kazén, M. (1994): Self-discrimination and memory: State orientation and false self-ascription of assigned activities. Journal of Personality and Social Psychology, 66, 103–115.

Kuhl, J. & Kazén, M. (1999): Volitional facilitation of difficult intentions: joint activitation of intention memory and positive affect removes stroop interference. Journal of Experimental Psychology, 128, 382–399.

Kuhl, J., Kazén, M., Koole, S. L. (2006). Putting self-regulation theory into practice. A user's manual. Applied Psychology, 55 (3), 408–418.

Lang-von Wins, T. & Triebel, C. (2012). Karriereberatung. Coachingmethoden für eine kompetenzorientierte Laufbahnberatung. Heidelberg: Springer.

Laucht, M., Esser, G. & Schmidt, M.-H. (2000). Längsschnittforschung zur Entwicklungsepidemiologie psychischer Störungen. Zielsetzungen, Konzeption und zentrale Befunde der Mannheimer Risikokinderstudie. Zeitschrift für Klinische Psychologie und Psychotherapie, 29, 246–262.

Laucht, M., Esser, G., Schmidt, M.-H., Ihle, W., Marcus, A., Stöhr, R. M. & Weindrich, D. (1996). Viereinhalb Jahre danach: Mannheimer Risikokinder im Vorschulalter. Zeitschrift für Kinder- und Jugendpsychiatrie und Psychotherapie, 24, 67–81.

Lauth, G. W. & Minsel, W. R. (2009). ADHS bei Erwachsenen. Diagnostik und Behandlung von Aufmerksamkeits-/Hyperaktivitätsstörungen. Göttingen: Hogrefe.

Lauth, G. W., Breuer, J. & Minsel, W. R. (2010): Goal Attaining Scaling in der Ermittlung der Behandlungswirksamkeit bei der behavioralen Therapie von Erwachsenen mit ADHS. Zeitschrift für Psychiatrie, Psychologie und Psychotherapie, 58 (1), 45–53.

Laux, L. & Weber, H. (1990). Bewältigung von Emotionen. In: K. R. Scherer (Hrsg.), Enzyklopädie der Psychologie (C/IV/3). Psychologie der Emotionen. Göttingen: Hogrefe, 590–629.

Lazarus, R. S., Kanner, A. D. & Folkman, S. (1980). Emotions. A Cognitive-Phenemenological Analysis. In: R. Plutchnik & H. Kellermann (Hrsg.), Emotion. Theory, Research, and Experience. New York: Academic Press, 189–217, zitiert nach Maurer, I. (2006). Verhaltenssteuerung durch emotionale Selbstregulation im Coaching. In: U. Straumann & C. Zimmermann-Lotz (Hrsg.), Personzentriertes Coaching und Supervision – ein interdisziplinärer Balanceakt. Kröning: Asanger, 144–159.

Lazarus, R. S. & Lazarus, B. N. (1994). Passion and Reason: Making Sense of Our Emotions. New York: Oxford University Press.

Locke, E. A. & Latham, G. P. (1990). A theory of goal setting and task performance. Englewood Cliffs, NJ: Prentice-Hall.

Looss, W. (2002). Unter vier Augen. Coaching für Manager. Bergisch Gladbach: Andreas Kohlhage.

Looss, W. & Rauen, C. (2005). Einzel-Coaching. Das Konzept einer kompexen Beratungsbeziehung. In: C. Rauen (Hrsg.), Handbuch Coaching. Göttingen: Hogrefe, 155–182.

Lorenz, R. (2005). Salutogenese: Grundwissen für Psychologen, Mediziner, Gesundheits-und Pflegewissenschaftler. München: Ernst Reinhardt.

Maercker, A. (2009). Posttraumatische Belastungsstörung. Berlin: Springer.

Maurer, I. (2006). Verhaltenssteuerung durch emotionale Selbstregulation im Coaching. In: U. Straumann & C. Zimmermann-Lotz (Hrsg.), Personzentriertes Coaching und Supervision – ein interdisziplinärer Balanceakt. Kröning: Asanger, 144–159.

Maurer, I. (2009). Führungskräftecoaching. Eine Studie zur Wirksamkeit von prozessorientierten Interventionstechniken bei der Problemklärung. Marburg: Tectum.

Maurer, I. (2013a). Beratung in der Arbeitswelt. In: S. B. Gahleitner, I. Maurer, E. O. Ploil & U. Straumann (Hrsg.), Personenzentriert beraten: alles Rogers? Theoretische und praktische Weiterentwicklungen. Weinheim/Basel: Beltz Juventa, 196–208.

Maurer, I. (2013b). Personzentriertes Coaching. In: S. B. Gahleitner, I. Maurer, E. O. Ploil & U. Straumann (Hrsg.), Personenzentriert beraten: alles Rogers? Theoretische und praktische Weiterentwicklungen. Weinheim/Basel: Beltz Juventa, 209–231.

Medizininfo. Bipolare Erkrankung – Was ist das? http://www.medizinfo.de/kopfundseele/bipolar/definition.shtml

Miller, C. J., Newcorn, J. H. & Halperin, J. M. (2010). Fading memories. Retrospective recall inaccuracies in ADHD. Journal of Attention Disorders, 14 (1), 7–14.

Millner, W. R. & Rollnick, S. (2009). Motivierende Gesprächsführung. Freiburg im Breisgau: Lambertus.

Moreno, J. L. (2001). Psychodrama und Soziometrie. Essentielle Schriften. Bergisch Gladbach: Edition Humanistische Psychologie.

Müller, G. & Hoffmann, K. (2008). Systemisches Coaching. Handbuch für die Beraterpraxis. Heidelberg: Carl-Auer.

Naeher-Zeiffer, A., Naeher-Zeiffer, J. (2013). Progressive Muskelentspannung. Heidelberg: Springer.

Niggl, S. & Heinrich, B. (2005). Vorgesetzten-Coaching. Patentrezept in Zeiten komplexer Führungsaufgaben. Wirtschaftspsychologie aktuell, 12 (3), 13–16.

Nyberg, E. & Stieglitz, R.-D. (2006). Psychotherapie der Aufmerksamkeitsdefizit/Hyperaktivitätsstörung (ADHS) im Erwachsenenalter. Zeitschrift für Psychiatrie, Psychologie und Psychotherapie, 54 (2), 111–121.

Oettingen, G. (1997). Psychologie des Zukunftdenkens. Göttingen: Hogrefe.

Offermans, M. (2004). Braucht Coaching einen Coach? Eine evaluative Pilotstudie. Stuttgart: Ibidem-Verlag.

Petzold, H. G. (2007). Integrative Supervision, Meta-Consulting, Organisationsentwicklung. Paderborn: Junfermann.

Philipsen, A., Richter, H., Peters, J., Alm, B., Sobanski, E., Colla, M., Münzebrock, M., Scheel, C., Jacob, C., Perlov, E., Tebartz van Elst, L., Hesslinger, B. (2007). Structured group psychotherapy in adults with attention deficit hyperactivity disorder: results of an open multicentre study. Journal of Nervous and Mental Disease, 195, 1,013–1,019.

Philipsen, A. (2012). Wirksamkeit von Psychotherapie im Vergleich zu psychiatrischen Einzelgesprächen in Kombination mit Metylphenidat oder Placebo bei ADHS im Erwachsenenalter. Vortrag DGPPN-Kongress Berlin.

Philipsen, A. (2013). Results of the randomized controlled multicentre trial on the multimodal treatment of adult ADHD (COMPAS) (Abstract). ADHD Atten Def Hyp Disord, 5, 120.

Quinn, P., Ratey, N. & Maitland, T. (2000). Coaching Students with ADHD: issues and answers. Silver Spring, Maryland: Advantage Books.

Radatz, S. (2009). Beratung ohne Ratschlag. Systemisches Coaching für Führungskräfte und BeraterInnen. Ein Praxishandbuch mit den Grundlagen systemisch-konstruktivistischen Denkens, Fragetechniken und Coachingkonzepten. Wien: Systemisches Management.

Rampe, M. (2005). Der R-Faktor. Das Geheimnis unserer inneren Stärke. München: Knaur.

Ramsay, J. R, & Rostain, A. L. (2005). Adapting Psychotherapy to meet the needs of adults with Attention-Deficit/Hyperactivity Disorder. Psychotherapy: Theory, Research, Practice, Training, 42 (1), 72–84.

Rapp, M. (2008). Wirksamkeit der Gesprächspsychotherapie in der stationären Alkoholentwöhnungsbehandlung: http://www.gwg-ev.org/sites/default/files/Endfassung.pdf, 1.12.2014.

Rappe-Giesecke, K. (2008). Triadische Karriereberatung – Begleitung von Professionals, Führungskräften und Selbständigen. Köln: EHP.

Ratey, N. (2002a). Life Coaching for Adult ADHD. In: S. Goldstein & A. Teeter Ellison (Hrsg.), Clinician's Guide to Adult ADHD. Assessment and Intervention. Amsterdam/Boston/London/New York/Oxford/Paris/San Diego/San Francisco/Singapore/Sydney/Tokyo: Academic Press, 261–277.

Ratey, N. (2002b). Life Coaching for Adult AD/HD. In: S. Goldstein & A. Teeter (Hrsg.), Clinical Interventions for Adult ADHD: A Comprehensive Approach. New York: Academic Press.

Ratey, N. (2008). The disorganized mind. Coaching Your ADHD Brain to Take Control of Your Time, Tasks & Talents. New York: St. Martin's Griffin.

Rauen, C. (2002). Varianten des Coachings im Personalentwicklungsbereich. In: C. Rauen (Hrsg.), Handbuch Coaching. Göttingen: Hogrefe.

Rauen, C. (2007). Coaching-Tools II. Erfolgreiche Coaches präsentieren Interventionstechniken aus ihrer Coaching-Praxis. Bonn: managerSeminare.

Rauen, C. (2008). Coaching. Göttingen: Hogrefe.

Rauen, C. (2014). Coaching-Tools III. Bonn: managerSeminare.

Regli, D., Bieber, K., Mathier, F. & Grawe, K. (2000). Beziehungsgestaltung und Aktivierung von Ressourcen in der Anfangsphase von Therapien. Verhaltenstherapie und Verhaltensmedizin, 21 (4), 399–420.

Regli, D., Flückiger, C. & Grawe, K. (2004). Die Realisierung von Wirkfaktoren im Therapieprozess von erfolgreichen Gruppen-und Einzeltherapien. Verhaltenstherapie & Psychosoziale Praxis, 36, 51–62.

Reimherr F. W., Williams E. D., Strong R. E., Mestas R., Soni P., Merchant B. K. (2007). A double-blind, placebo-controlled, crossover study of osmotic release oral system methylphenidate in adults with ADHD with assessment of oppositional and emotional dimensions of the disorder. J Clin Psychiatry 68 S. 93–101.

Retz, W., Pajonk, F. G., Rösler, M. (2003). Die Aufmerksamkeitsdefizit-/Hyperaktivitätsstörung (ADHS) im Erwachsenenalter. In: Psycho 29: 527–531.

Retz-Junginger, P., Retz, W., Blocher, D., Stieglitz, R.-D., Georg, D., Supprian, T., Wender, P. H. & Rösler, M. (2003). Reliabilität und Validität der Wender-Utah-Rating-Scale. Kurzform. Nervenarzt 74, 987–993.

Revenstorf, D. (2003). Expertise zur Beurteilung der wissenschaftlichen Evidenz des Psychotherapieverfahrens Hypnotheraphie. Tübingen: Im Auftrag der Milton Erickson Gesellschaft für Klinische Hypnose (MEG) und Deutsche Gesellschaft für Hypnose (DGH).

Rösler, M., Retz, W., Retz-Junginger, P., Thome, J., Supprian, T., Nissen, T., Stieglitz, R. D., Blocher, D., Hengesch, G. & Trott, G. E. (2004). Instrumente zur Diagnostik der Aufmerksamkeitsdefizit-/Hyperaktivitätsstörung (ADHS) im Erwachsenenalter. Nervenarzt, 75 (9), 888–895, zitiert nach Baer, N. (2010). Emotionale Barriere im Arbeitsumfeld. Forum für Sozialpsychiatrie, 28 (4), 21–25.

Rösler, M. & Retz, W. (2006). Die Aufmerksamkeitsdefizit-/Hyperaktivitätsstörung (ADHS) im Erwachsenenalter. Allgemeine Grundlagen, Epidemiologie, Psychopathologie, Klassifikation, Verlauf, Neurobiologie und soziale Adaptation. Zeitschrift für Psychiatrie, Psychologie und Psychotherapie, 54 (2), 77–86.

Rösler, M., Retz-Junginger, P., Retz, W. & Stieglitz, R.-D. (2008). Homburger ADHS-Skalen für Erwachsene (HASE). Göttingen: Hogrefe.

Rösler, M., D'Amelio, R., Retz, W., Retz-Junginger, P., Steinbach, E. (2010). Diagnose und Therapie der ADHS. Stuttgart: Kohlhamer.

Rösler, M., von Gontard, A., Retz, W., Freitag, C. M. (2010). Diagnose und Therapie der ADHS. Kinder-Jugendliche-Erwachsene. Stuttgart: Kohlhammer.

Rogers, C. R. (1959). Eine Theorie der Psychotherapie, der Persönlichkeit und der zwischenmenschlichen Beziehungen. Köln: GwG-Verlag.
Rogers, C. R. (2009a). Eine Theorie der Psychotherapie, der Persönlichkeit und der zwischenmenschlichen Beziehungen. Köln: GwG-Verlag.
Rogers, C. R. (2009b). Entwicklung der Persönlichkeit. Stuttgart. Ernst Klett.
Rogers, C. R. (2010). Die Nicht-direktive Beratung. Frankfurt/Main: Fischer.
Rosenberg, M. (2012). Gewaltfreie Kommunikation. Paderborn: Junfermann.
Rostain, A. L. & Ramsay, J. R. (2006). A combined treatment approach for adults with ADHD. Results of an open study of 43 Patients. Journal of Attention Disorders, 10, 150–159.
Rutter, M. (1990). Psychosocial resilience and protective mechanisms. In: J. Rolf, A. S. Masten, D. Cicchetti, K. H. Nuechterlein & S. Weinhaus (Hrsg.), Risk and Protective Factors in the Development of Psychopathology. Cambridge University Press, 181–214.
Ryffel-Rawak, D. & Ryffel, M. (2004). Therapie der ADHS im Erwachsenenalter. PrimaryCare, 4 (10), 197–198.
Safren, S. A., Otto, M. W., Sprich, S., Winett, C. L., Willens, T. E. & Biederman, J. (2005). Cognitive-behavioral therapy for ADHD in medication-treated adults with continued symptoms. Behavior Research and Therapy 43, 831–842.
Safren, S. A., Perlman, C. A., Sprich, S. & Otto, M. W. (2005). Mastering your adult ADHD – therapist Guide: a cognitive-behavioral treatment program. New York/Oxford: University Press.
Sapp, M. (1991). Hypnotherapy and Test Anxiety. Two Cognitive-Behavioral Constructs. The Effects of Hypnosis in Reducing Test Anxiety and Improving Academic Achievement in College Students. The Australian Journal of Clinical Hypnotherapy and Hypnosis, 12, 25–31.
Schmid, Bernd (1990). Persönlichkeitscoaching – Beratung der Person in ihren Organisations-, Berufs- und Privatwelten. Hersteiner 3 (1), Wien.
Schmid, Bernd (2006): Systemisches Coaching. Konzepte und Vorgehensweisen in der Persönlichkeitsberatung. Bergisch Gladbach: Andreas Kohlhage.
Schmidt, G. (2004). Liebesaffären zwischen Problem und Lösung. Heidelberg: Carl Auer.
Schmidt, G. (2008). Einführung in die hypnosystemische Therapie und Beratung. Heidelberg: Carl-Auer.
Schmidt, G. (2013). Liebesaffären zwischen Problem und Lösung. Hypnosystemisches Arbeiten in schwierigen Kontexten. Heidelberg: Carl Auer.
Schmidt, S., Brücher, K. & Petermann, F. (2006). Komorbidität der Aufmerksamkeitsdefizit-/Hyperaktivitätsstörung (ADHS) im Erwachsenenalter. Perspektiven für die Diagnostik mit dem Screening-Verfahren BAS-E. Zeitschrift für Psychiatrie, Psychologie und Psychotherapie, 54 (2), 123–132.
Schreyögg, A. (2005). Imaginativer Rollentausch. In: C. Rauen (Hrsg.), Coaching-Tools. Erfolgreiche Coaches präsentieren 60 Interventionstechniken aus ihrer Coaching-Praxis. Bonn: managerSeminare, 205–207.
Schreyögg, A. (2007). Das flexible Organigramm. In: C. Rauen (Hrsg.), Coaching-Tools 11. Bonn: ManagerSeminare.
Schreyögg, A. (2010). Ist Coaching reine Prozessberatung oder sind hier auch andere Beratungsmodelle relevant? Organisationsberatung, Supervision, Coaching 17 (2), 119–132.
Schreyögg, A. (2012). Coaching. Eine Einführung für Praxis und Ausbildung. Frankfurt/Main: Campus Verlag.
Schröder, A. & Schmitt, B. (1988). Soziale Unterstützung. In: L. Brüderl (Hrsg.), Theorien und Methoden der Bewältigungsforschung. Weinheim: Juventa Verlag, 149–159.
Schulz von Thun, F. (1998). Das „Innere Team" und situationsgerechte Kommunikation. Reinbek: Rowohlt.
Schulz von Thun, F. (2001). Miteinander reden 3. Das „Innere Team" und situationsgerechte Kommunikation. Kommunikation, Person, Situation. Reinbek: Rowohlt.
Schulz von Thun, F. (2011). Miteinander reden 1. Störungen und Klärungen. Allgemeine Psychologie der zwischenmenschlichen Kommunikation. Reinbek: Rowohlt.
Schulz von Thun, F. (2013). Miteinander reden 3. Das „Innere Team" und situationsgerechte Kommunikation. Kommunikation, Person, Situation. Reinbek: Rowohlt.
Schwarzer, R. (1981). Stress, Angst und Hilflosigkeit. Stuttgart: Kohlhammer.
Swartz, S., Prevatt, L. & Proctor, F. (2005). A coaching intervention for college students with attention deficit/hyperactivity disorder. Psychology in the Schools, 42 (6), 647–656.
Smith, E., Regli, D. & Grawe, K. (1999). Wenn Therapie weh tut. Wie können Therapeuten zu fruchtbaren Problemaktualisierungen beitragen? Verhaltenstherapie & Psychosoziale Praxis, 31 (2), 227–251.

Smith, E. & Grawe, K. (2003). What makes psychotherapy sessions productive? A new approach to bridging the gap between process research and practice. Clinical Psychology and Psychotherapy, 10, 275–285.

Smith, E. & Grawe, K. (2005). Which therapeutic mechanisms work when? A step towards the formulation of empirically validated guidelines for therapists' session-session decisions. Clinical Psychology and Psychotherapy, 12 (2), 112–123.

Sobanski, E. & Alm, B. (2004). Aufmerksamkeitsdefizit-/Hyperaktivitätsstörung (ADHS) bei Erwachsenen. Ein Überblick. Nervenarzt, 75 (7), S. 697–716.

Solanto, M. V., Marks, D. J., Mitchell, K. J., Wasserstein, J. & Kofman, M. D. (2008). Development of a new psychosocial treatment for adult ADHD. Journal of Attention Disorder, 11, 728–736.

Solanto, M. V., Marks, D. J., Wasserstein, J. et al. (2010). Efficacy of meta-cognitive therapy for adult ADHD. American Journal of Psychiatry, 167, 985–968.

Speierer, G.-W. (1994). Das Differentielle Inkongruenzmodell. Heidelberg: Asanger.

Speierer, G.-W. (2002). Das Differentielle Inkongruenzmodell der Gesprächspsychotherapie. In: W. W. Keil & G. Stumm (Hrsg.), Die vielen Gesichter der personzentrierten Psychotherapie. Wien/New York: Springer, 163–185.

Speierer, G.-W. (2005). Das Differentielle Inkongruenzmodell (DIM). Handbuch- und Arbeitsbuch der Personzentrierten Psychotherapie (Gesprächspsychotherapie) als Inkongruenzbehandlung. Köln: GwG.

Speierer, G.-W. (2006). Das differentielle Inkongruenzmodell. In: U. Straumann und C. H. Zimmermann-Lotz (Hrsg.), Personzentriertes Coaching und Supervision – Ein interdisziplinärer Balanceakt, 103–160. Kröning: Asanger.

Speierer, G.-W. (2007). Diagnose und Indikationsstellung im Differentiellen Inkongruenzmodell (DIM). In: J. Kriz, & T. Slunecko (Hrsg.), Gesprächspsychotherapie und personzentrierter Ansatz. Wien: Facultas UTB, 191–205.

Speierer, G.-W. Straumann, U. & Zimmermann-Lotz, C. (2010). Das differentielle Inkongruenzmodell und seine Umsetzung in der Beratungspraxis. In: G.-W. Speierer & M. Barg (Hrsg.), Personzentrierte Psychotherapie und Beratung aktuell. Köln: GwG, 205–208.

Speierer, G.-W. (2013). Die Differenzierung der Inkongruenz als Ansatzpunkt von Beratung. In: S. B. Gahleitner, I. Maurer, E. Oja Ploil & U. Straumann (Hrsg.), Personzentriert beraten: alles Rogers? Theoretische und praktische Weiterentwicklungen. Weinheim/Basel: Beltz Juventa.

Spielberger, C. D., Gorsuch, R. L., Lushene, R., Vagg, P. R. and Jacobs, G. A. (1983). Manual for the State-Trait Anxiety Inventory (Form Y), Palo Alto, CA: Consulting Psychologists Press.

Stahl, E. (2012). Dynamik in Gruppen. Handbuch der Gruppenleitung. Weinheim/Basel: Beltz.

Steiner (2009). Wie man Lebenspläne verändert. Die Arbeit mit Skripts in der Transaktionsanalyse. Paderborn: Junfermann.

Stevenson, C. S., Whitmont, S., Bornholt, L., Livesey, D. & Stevenson, R. J. (2002). A cognitive remediation programme for adults with Attention Deficit Hyperactivity Disorder. Australian and New Zealand Journal of Psychiatry, 36, 610–616.

Stieglitz, R. D., Nyberg, E. & Hofecker-Fallahpour, M. (2012). ADHS im Erwachsenenalter. Göttingen: Hogrefe.

Storch, M. (2009). Motto-Ziele, S. M. A. R. T. – Ziele und Motivation. In: B. Birgmeier (Hrsg.), Coachingwissen. Denn sie wissen nicht, was sie tun? Wiesbaden: VS Verlag für Sozialwissenschaften, 183–205.

Straumann, U. & Zimmermann-Lotz, C. (2006). Personzentriertes Coaching und Supervision. Ein interdisziplinärer Balanceakt. Kröning: Asanger.

Straumann, U. (2013). Personzentrierte Beratung in komplexen Bezügen. In: S. B. Gahleitner, I. Maurer, E. Oja Ploil, & U. Straumann (Hrsg.), Personzentriert beraten: alles Rogers? Theoretische und praktische Weiterentwicklungen. Weinheim/Basel: Beltz Juventa, 60–80.

Swartz, S. L., Prevatt, F. & Proctor, B. (2005). A coaching Intervention for college students with Attention Deficit/Hyperactivity Disorder. Psychology in the Schools, 42 (6), 647–656.

Tannock, R. (2013). Rethinking ADHD and LD in DSM-5. Proposed changes in diagnostic criteria. Journal of Learning Disabilities (46), 5–25.

Tausch, R. & Tausch, A. (1990). Gesprächspsychotherapie. Hilfreiche Gruppen- und Einzelgespräche in Psychotherapie und alltäglichem Leben. Göttingen/Toronto/Zürich: Hogrefe.

Theeboom, T., Beersma, B. & van Vianen, A. E. M. (2013). Does Coaching work? A meta-analysis on the effect of coaching on individual level outcomes in an organizational context. The Journal of Positive Psychology, 9 (1), 1–18.

Thompson, A. L., Molina, B. S., Pelham, W. Jr., Gnagy, E. M. (2007). Risky driving in adolescents and young adults with childhood ADHD. Journal of Pediatric Psychology, 32, 745–759.

Tietze, K.-O. (2010). Wirkprozesse und personenbezogene Wirkung von kollegialer Beratung. Theoretische Entwürfe und empirische Forschung. Wiesbaden: VS Verlag für Sozialwissenschaften.

Todd, A. W., Campbell, A. L., Meyer, G. G. & Horner, R. H. (2008). The effects of a targeted intervention to reduce problem behaviors. Journal of Positive Behavior 10 (1), 46–55.

Trenkle, B. (2013). Die Löwen-Geschichte. Hypnotisch-metaphorische Kommunikation und Selbsthypnosetraining. Heidelberg: Carl-Auer.

Waldl, R. (2004). Personzentriertes Coaching; http://www.waldl.com/downloads/Coaching_Psychotherapie_Waldl.pdf, 8.12.2014.

Watzlawick, P., Weakland, J. H. & Fisch, R. (2001). Lösungen. Zur Therapie und Praxis menschlichen Wandelns. Bern: Huber.

Weinstein, C. E., Palmer, R. D. & Schulte, A. C. (2002). Learn and Study Strategies Inventory. Clearwater FL: H & H Publishing.

Wender, P. H. (1995). Attention-deficit hyperactivity disorder in adults. New York: Oxford University Press.

Wender, P. H. (2000). Die Aufmerksamkeitsdefizit-/Hyperaktivitätsstörung im Erwachsenenalter. Psycho, 26, 190–198.

Wender, P. H., Wolf, L. & Wasserstein, J. (2001). Adults with ADHD. An Overview. Annals of the New York Academy of Sciences, 931, 1–16.

Wender, P. H. (2002). Aufmerksamkeits-und Aktivitätsstörungen bei Kindern, Jugendlichen und Erwachsenen. Ein Ratgeber für Betroffene und Helfer. Stuttgart: Kohlhammer.

Werner, E. E. & Smith, R. S. (2001). Journeys from childhood to midlife. Risk, resilience and recovery. Ithara, NY: Cornell University Press.

Wilens, T., McDermott, S., Biederman, J., Abrantes, A., Hahesy, A. & Spencer, T. A. (1999). Cognitive therapy for adults with ADHD, a systematic chart review of 26 cases. Journal of Cognitive Psychotherapy, 13, 215–226.

Wittchen, H.-U. (1998). Handbuch Psychische Störungen. Weinheim: Beltz Psychologie Verlags Union.

Wüntsch, O. (2014). Personzentriertes Organisationscoaching mit der Theorie U. Gesprächstherapie und Personzentrierte Beratung, 45 (1), 9–19.

Wustmann, C. (2004). Resilienz. Widerstandsfähigkeit von Kindern in Tageseinrichtungen fördern. Weinheim/Basel: Beltz.

8 Anhang

8.1 Anhang A: Erläuterung der Fachtermini im oben genannten Text: Komorbide Störungen 78
8.1.1 Oppositionelle Verhaltensstörung 78
8.1.2 Depressive Störung 78
8.1.3 (Antisoziale) Persönlichkeitsstörung/Borderlinestörung 79
8.1.4 Alkoholmissbrauch 79
8.1.5 Ticstörung 79
8.1.6 Lernstörungen 80
8.1.7 Sprachstörung 80
8.1.8 Major Depression 80
8.1.9 Dysthimia 81
8.1.10 Bipolare Störung 81
8.2 Anhang B: Das ADHS-Modell nach Ratey 81
8.3 Anhang C: Definition von Kompetenz- und Performanzdefiziten 81
8.4 Anhang D 82
8.4.1 Anhang D-1: Weiterführende Informationen zum Gruppensetting des ADHS-Coachings 82
8.4.2 Anhang D-2: Fragebogen zum Gruppencoaching 83
8.5 Anhang E: Coaching-Vereinbarung im Einzelcoaching 83
8.6 Anhang F: Weiterführende Informationen zum Erstgespräch 84
8.7 Anhang G: Checkliste: Regeln des konstruktiven Feedbacks 85
8.7.1 Regeln für den Feedbackgeber 85
8.7.2 Regeln für den Feedbacknehmer 86
8.8 Anhang H: Ablauf eines Coachingprozesses nach Maurer (2009) 86
8.8.1 Der fünfphasige Prozessverlauf 86
8.9 Anhang I: Fragen zur Klärung des Problemkontextes 88
8.10 Anhang J: Checkliste Aktives Zuhören – Techniken 89
8.11 Anhang K: Fragen zur Zielklärung 90
8.11.1 Lösungsorientierte Fragen 91
8.12 Anhang L 91
8.12.1 Anhang L-1: Sitzungsbeschreibung Ressourcenarbeit 91
8.12.2 Anhang L-2: Ressourcenorientierte Fragen 92
8.13 Anhang M: Weitere Informationen zur Studie zur „Wirksamkeit der Gesprächspsychotherapie in der stationären Alkoholentwöhnungsbehandlung" und entsprechende Testverfahren 93
8.14 Anhang N 94
8.14.1 Anhang N-1: Empirische Belege für die Wirksamkeit der Hypnotherapie 94
8.14.2 Anhang N-2: Weiterführende Informationen zur Tranceintervention 94

ADHS bei Erwachsenen. http://dx.doi.org/10.1016/B978-3-437-31585-5.00008-6

8.15 Anhang O: Skalierungsfragen zur Bewertung der Work-Life-Balance 95
8.16 Anhang P: Erkenntnisleitende Fragen als Intervention zur Identitätsarbeit 95
8.17 Anhang Q: Informationen zum transaktionsanalytischen Konzept der Antreiberdynamiken 95
8.17.1 Interventionsmöglichkeiten bei Antreibern: Erlaubnisse 96
8.18 Anhang R: Vertiefende Informationen zu Studien in der Resilienzforschung 99
8.19 Anhang S: Fragen zur Emotionsregulation 99
8.20 Anhang T: Der vierohrige Empfänger 99
8.21 Anhang U: Fragen im Rahmen der Intervention des Inneren Führungsteams 100

8.1 Anhang A: Erläuterung der Fachtermini im oben genannten Text: Komorbide Störungen

Die im Folgenden beschriebenen Störungen treten im Zusammenhang mit der ADHS auf (Krause & Krause, 2014, S. 141 ff.; Wittchen, 1998; Kahl et al., 2012):

8.1.1 Oppositionelle Verhaltensstörung

Die oppositionelle Verhaltensstörung ist ein sich wiederholendes und andauerndes Muster eines negativen, trotzigen oder sogar feindseligen Verhaltens gegen Autoritätspersonen. Die Diagnose wird mittels Anamnese gestellt. Die Behandlung ist eine individuelle Psychotherapie in Verbindung mit einer Therapie der Familie und der Betreuungsperson. Manchmal müssen auch Medikamente eingesetzt werden, um die Reizbarkeit zu vermindern.
Die Prävalenz ist variabel, da die diagnostischen Kriterien sehr subjektiv sind. Die Prävalenz der oppositionellen Verhaltensstörungen (ODD) bei Kindern und Jugendlichen beträgt fast 15 Prozent. Vor der Pubertät sind die betroffenen Jungen den Mädchen zahlenmäßig überlegen, nach der Pubertät verringert sich diese Differenz.
Obwohl die oppositionellen Verhaltensstörungen als eine leichte Version der Verhaltensstörungen angesehen werden, haben die beiden Störungen nur oberflächliche Gemeinsamkeiten. Das Hauptzeichen der oppositionellen Verhaltensstörung ist das zwischen-menschliche Verhalten, das von Gereiztheit und Trotz geprägt ist. Dem Kind mit einer Verhaltensstörung fehlt jedoch ein Gewissen, und es verletzt wiederholt die Rechte der anderen, manchmal ohne jedes Zeichen einer Gereiztheit. Die Ätiologie der oppositionellen Verhaltensstörung ist nicht bekannt. Sie ist aber am häufigsten bei Kindern anzutreffen, in deren Familien die Kommunikation der Erwachsenen hauptsächlich aus lauten, interpersonellen Konflikten besteht. Die Diagnose sollte nicht als eine umschriebene Störung betrachtet werden, sondern als eine Indikation zur Untersuchung und Behandlung zugrunde liegender Probleme.

8.1.2 Depressive Störung

Kennzeichen depressiver Störungen sind eine tiefe Traurigkeit, die so stark oder anhaltend ist, dass sie die normale Funktionsfähigkeit beeinträchtigt, sowie eingeschränktes Interesse oder eingeschränkte Freude an bisherigen Aktivitäten (Anhedonie). Die genauen Ursachen sind unbekannt.

Diskutiert wird eine Kombination aus genetischen Faktoren, Veränderungen von Neurotransmittern und neuroendokrinologischen Funktionen sowie psychosozialen Faktoren. Die Diagnose wird klinisch gestellt. Die Behandlung umfasst normalerweise medikamentöse Therapie und/oder Psychotherapie. In therapieresistenten Fällen stellt die Elektrokrampftherapie (EKT) eine Alternative dar.

8.1.3 (Antisoziale) Persönlichkeitsstörung/Borderlinestörung

Persönlichkeitsstörungen sind tief verwurzelte, anhaltende Verhaltensmuster, die sich in Reaktionen auf unterschiedliche persönliche und soziale Lebenslagen zeigen, welche deutlich vom Verhalten der Mehrheit der betreffenden Bevölkerung abweichen und häufig zu persönlichem und zwischenmenschlichem Leiden sowie zu einer gestörten sozialen Funktionsfähigkeit führen. Persönlichkeitsstörungen beginnen in der Kindheit und Jugend und bestehen während des Erwachsenenalters weiter. Nach DSM-IV werden zehn spezifische Persönlichkeitsstörungen unterschieden, die in drei Gruppen eingeteilt werden; die ICD-10 unterscheidet acht spezifische Persönlichkeitsstörungen. Bei allen geht man davon aus, dass sie durch eine Kombination von genetischen Faktoren und Umweltfaktoren bedingt sind. Die Diagnose wird klinisch gestellt. Die Behandlung erfolgt durch Psychotherapie, in manchen Fällen medikamentös.
Persönlichkeitsmerkmale sind Muster des Denkens, der Wahrnehmung, des Fühlens und der Beziehung zu anderen, die im Laufe der Zeit und in verschiedenen Situationen relativ stabil werden. Persönlichkeitsmerkmale sind normalerweise ab der späten Adoleszenz oder dem frühen Erwachsenenalter deutlich ausgeprägt und bleiben während des gesamten Lebens weitestgehend unverändert; einige können sich mit zunehmendem Alter abschwächen bzw. modifiziert werden. Von einer Persönlichkeitsstörung spricht man, wenn diese Merkmale oder Verhaltensmuster so rigide und unangepasst sind, dass sie die soziale und berufliche Funktionsfähigkeit beeinträchtigen und beim Betroffenen und/oder bei seinen Mitmenschen Leiden verursachen. Abwehrmechanismen, d.h. unbewusste Bewältigungsstrategien, die zeitweise von allen Menschen benutzt werden, sind bei Menschen mit Persönlichkeitsstörungen meist unreif und unangemessen.

8.1.4 Alkoholmissbrauch

Übermäßiger Alkoholkonsum kann zu schweren körperlichen und psychischen Problemen führen. Kennzeichen der Alkoholabhängigkeit sind ein Zwang zu trinken, Entzugssymptome, Kontrollverlust, Einengung auf den Alkoholkonsum mit Vernachlässigung anderer Interessen sowie ein – trotz schädlicher Folgen – anhaltender Alkoholkonsum.
Unter Alkoholmissbrauch versteht man im Allgemeinen ein unangemessenes und übermäßiges Konsummuster ohne den Nachweis einer Abhängigkeit. Dieses führt dazu, dass der Betroffene seinen Verpflichtungen nicht mehr nachkommt, sich körperlich gefährlichen Situationen aussetzt, mit dem Gesetz in Konflikt geraten kann oder soziale und zwischenmenschliche Probleme hat.

8.1.5 Ticstörung

Syndrome, bei denen das vorwiegende Symptom ein Tic ist. Ein Tic ist eine unwillkürliche, rasche, wiederholte, nichtrhythmische Bewegung meist umschriebener Muskelgruppen oder eine Lautproduktion, die plötzlich einsetzt und keinem erkennbaren Zweck dient. Normalerweise werden Tics als nicht willkürlich beeinflussbar erlebt, sie können jedoch meist für unterschiedlich lange Zeiträume unterdrückt werden. Belastungen können sie verstärken, während des Schlafens verschwinden sie. Häufige einfache motorische Tics sind Blinzeln, Kopfwerfen, Schulterzucken und Grimassieren. Häufige einfache vokale Tics sind z. B. Räuspern, Bellen, Schnüffeln und Zischen. Komplexe Tics sind Sich-selbst-schlagen sowie Springen und Hüpfen. Komplexe vokale Tics sind die Wiederholung bestimmter Wörter und manchmal der Gebrauch sozial unangebrachter, oft obszöner Wörter (Koprolalie) und die Wiederholung eigener Laute oder Wörter (Palilalie).

8.1.6 Lernstörungen

Lernstörungen zeigen eine Diskrepanz zwischen möglichen und aktuellen intellektuellen Leistungen, die aufgrund der intellektuellen Fähigkeit einer Person erwartet werden. Lernstörungen können Schwierigkeiten in der Konzentration oder Aufmerksamkeit, Sprachentwicklung oder der visuellen oder auditiven Informationsverarbeitung beinhalten. Die Diagnose schließt eine Testung von Intellekt, Verhalten, Sprechen und Sprache wie auch eine medizinische und psychologische Untersuchung ein. Die Therapie besteht vor allem in einem pädagogischen Konzept, das manchmal durch eine Verhaltenstherapie, medizinische und psychologische Therapie ergänzt wird.
Spezifische Lernstörungen behindern die Fähigkeit, gesprochene oder geschriebene Sprache zu verstehen, zu rechnen, Bewegungen zu koordinieren oder sich auf eine Aufgabe zu konzentrieren. Diese Unfähigkeiten schließen Schwierigkeiten in Lesen, Mathematik, Buchstabieren, schriftlichem Ausdruck, Handschrift und Benutzung der verbalen und non-verbalen Sprache ein. Die meisten Lernstörungen sind kompliziert und zeigen häufig Defizite auf mehreren Gebieten.

8.1.7 Sprachstörung

Eine Aphasie ist eine Störung der Sprache, die ein gestörtes Verständnis oder eine inadäquate Produktion von Worten oder nichtverbalen Äquivalenten von Worten umfasst. Sie resultiert aus einer Funktionsstörung der Sprachzentren im zerebralen Kortex und in den Basalganglien oder den verbindenden Bahnen in der weißen Substanz. Die Diagnose wird klinisch gestellt, häufig unter Einbeziehung neuropsychologischer Untersuchungen, mit Bildgebung des Gehirns (CT, MRT) zur Identifizierung der Ursachen. Die Prognose hängt von Art und Ausdehnung der Schädigung und dem Alter des Patienten ab. Es gibt keine spezifische Behandlung, jedoch kann eine logopädische Therapie die Wiederherstellung fördern.

8.1.8 Major Depression

Bei der Major Depression spricht man von einer schweren Depression, die phasenhaft verläuft. Das bedeutet, dass immer wieder einzelne Krankheitsepisoden auftreten können zwischen denen gesunde Phasen liegen. Bei etwa 15 Prozent der Betroffenen endet die Krankheit mit Selbstmord. Zu den Symptomen zählen z. B. Niedergeschlagenheit, Müdigkeit, Lustlosigkeit, Schlafstörungen, Antriebslosigkeit und die Unfähigkeit Entscheidungen zu treffen (http://www.depressionen-depression.net/erscheinungsformen-von-depressionen/major-depression.htm).

8.1.9 Dysthimia

Die Dysthymia ist eine Unterform der chronisch kranken Depression und wird auch als neurotische Depression bezeichnet. Die Krankheit ist gekennzeichnet von Selbstzweifeln, Unsicherheit und Angst. Obwohl Betroffene auch einzelne Tage oder Wochen mit guter Stimmung verleben, dauern die Symptome über mindestens zwei Jahre an (http://www.depressionen-depression.net/erscheinungsformen-von-depressionen/neurotische-depression.htm).

8.1.10 Bipolare Störung

Menschen mit bipolarer Störung empfinden extreme und meist übertriebene Emotionen. Sie haben häufig Stimmungsschwankungen und neigen zu Manie und Depression. Bipolare Erkrankungen können individuell unterschiedliche Krankheitsbilder haben (http://www.medizinfo.de/kopfundseele/bipolar/definition.shtml).

8.2 Anhang B: Das ADHS-Modell nach Ratey

Das Coachingmodell von Ratey nimmt Bezug auf das Einzelcoaching. Es zeichnet sich aus durch einen hohen Abstraktionsgrad aus einer triadischen Anordnung der Aspekte Partnerschaft, Struktur und Prozess. Es besteht aus und betont die Interkorrelation der drei Komponenten im Coaching.

8.3 Anhang C: Definition von Kompetenz- und Performanzdefiziten

Kompetenzdefizite treten vor allem im Bereich der exekutiven Funktionen, somit bei der Planung und Organisation, bei der Steuerung der eigenen Emotionen, bei den sozialen und kommunikativen Fähigkeiten sowie in der Nutzung des Arbeitsgedächtnisses auf. Barkley, Murphy & Fischer (2008) haben im Rahmen eines Hybrid-Modells auf diese Fähigkeitseinbußen hingewiesen. Die Analysen zeigen, dass bei Erwachsenen vier Funktionsbereiche beeinträchtigt sind: (1) das nonverbale Arbeitsgedächtnis, (2) die Fähigkeit, sich mit Anweisungen selbst zu lenken, (3) die Selbstregulation von Stimmung, Aktivierung und Motivation, (4) die Fähigkeit zur Rekonstitution. Damit ist die Fähigkeit gemeint, ein Gesamtverhalten in seine Teile zu zerlegen, zu planen, zu generalisieren und neue Verhaltensweisen zu steuern. Daraus entstehen typische Fehler wie z. B. Aufgaben vergessen, jähzornig werden, kein Zeitgefühl haben, nicht vom Vorbild anderer profitieren können. Andere Forscher haben diese Defizite ergänzt und erwähnen ebenfalls mangelnde Anstrengungsbereitschaft. Hierbei ist zu konnotieren, dass Menschen mit ADHS in den exekutiven Funktionen häufig so starke Schwierigkeiten erleben, dass sie davon überwältigt werden (Ratey, 2008; Heiligenstein et al., 1999).
Mit Performanzdefizit ist die Schwierigkeit der Betroffenen gemeint, dass es ihnen trotz ihrer Erkenntnis, dass bestimmte Maßnahmen geplant, organisiert und erledigt werden müssen, nicht gelingt, diese umzusetzen. Dies führt dazu, dass die Betroffenen bestimmte Aktionen über einen längeren Zeitraum aufschieben und stattdessen Dinge favorisieren, die sie kurzfristig zufriedenstellen. Für diese Performanzdefizite gibt es drei verschiedene Gründe: (1) motivationale Gründe:

Die an sich erforderliche Handlung ist oft anstrengend, erfordert Engagement und beinhaltet das Risiko des Scheiterns; (2) mangelnde Vorausplanung: Eine Situation wird nicht ausreichend analysiert und mit den erwartbaren möglichen negativen Folgen in Verbindung gebracht. So führt nicht zwangsläufig Bequemlichkeit zum Aufschieben, sondern vielmehr mangelnde exekutive Kontrolle; (3) Meidungslernen: Viele Handlungen sind anstrengend und risikoreich. Wenn die Möglichkeit besteht, die Aufgaben gar nicht erst zu starten, sondern aufzuschieben, wird das Unbehagen reduziert, die Anstrengung vermieden und das mögliche Scheitern zunächst ausgeschlossen. Es ergibt sich hieraus ein unmittelbarer Gewinn, der als negative Verstärkung bezeichnet wird. Obwohl das Aufschieben auf Dauer ungünstige Folgen haben wird, begnügt sich der Betroffene mit dem Gewinn kurzfristiger Bequemlichkeit. Dies wird zu einer systematischen Strategie.

8.4 Anhang D

8.4.1 Anhang D-1: Weiterführende Informationen zum Gruppensetting des ADHS-Coachings

Im Gegensatz zum Einzelsetting, das je nach Bedarf wöchentlich, 14-tägig oder monatlich stattfindet, erscheint für den Prozessverlauf des Gruppensettings eine definierte Sitzungsfrequenz von zunächst monatlichen, dann zweimonatlichen bis zu quartalsweisen Treffen sinnvoll. Die Reduktion der Meetingfrequenz zielt auf eine Anleitung zur Verselbständigung und Steigerung des Autonomisierungsprozesses der Teilnehmer ab.

Im Gruppensetting arbeiten die Teilnehmer an fachbezogenen Themen wie der Steigerung der Konzentrationsfähigkeit, Lern- und Prüfungsvorbereitung, Zeitmanagement und Stressbewältigung (Ebner, 2009). Darüber hinaus können die TN das Peer-to-Peer-Coaching nutzen. Diese Form des Coachings beinhaltet eine Form personenorientierter Begleitung und Beratung, bei der im Gruppenmodus berufsbezogene Fälle der Teilnehmer systematisch und zielgerichtet bearbeitet werden (Tietze, 2010). Es bietet den TN außerdem die Chance, die im Einzelcoaching erarbeiteten Problemlösekompetenzen im Plenum vorzutragen. Dadurch entsteht für den TN ein Dopplungseffekt, bei dem seine Problemlösekompetenz erneut komprimiert wird und sich das Selbstwertgefühl durch das Präsentieren der Lösungsstrategie erhöht. Zudem werden durch das Feedback der TN der Selbstreflexionsprozess und das Selbstbewusstsein des Vortragenden gestärkt. Denn der Klient kann sich wahrscheinlich in der Gruppe als autonomer Handlungsträger wahrnehmen, der seine Selbststeuerungsfähigkeit als Führungskraft seiner Problembereiche präsentiert und sich nicht weiter von seinen Problemen geführt fühlt.

Im Mehrpersonen-Setting des ADHS-Coaching-Modells arbeitet der Berater wie im Einzelsetting nach dem Ansatz des PZA. Denn Gruppen sind ebenfalls geleitet von einer Aktualisierungstendenz, die zur permanenten Weiterentwicklung anregt. Dies zeigen auch Rogers' Encountergruppen (Fatzer & Jansen, 2006). Der Berater übernimmt die Aufgabe, die Potenziale des Individuums innerhalb der Gruppe zu fördern und die Beziehungsmuster der Gruppenmitglieder zu klären. Hier zeigen die TN aufgrund ihrer ADHS-Symptomatik besonderen Entwicklungsbedarf. Angeleitet durch die Vorbildfunktion des wohlwollenden Beraters können die Teilnehmer lernen, wertschätzend miteinander umzugehen. Dieser Ansatz entspricht im Wesentlichen auch der Vision der Gruppendynamik (GD), die ebenfalls das beraterische Handeln im Mehrpersonen-Setting dieses ADHS-Coaching-Konzepts leitet und auf der Annahme basiert, dass das Zusammenspiel der Individuen innerhalb einer Gruppe eine Entwicklung freisetzt, die Wachstumsprozesse eröffnet (Stahl, 2012). Der GD-orientierte Coach ist geleitet von der Haltung, dass

eine Gruppe ein sich entwickelnder Lernraum ist, bei dem er als allparteilicher Moderator den Gruppenprozess unterstützt. Im Gegensatz zum Einzelsetting ist der Anteil der direktiven Haltung deutlich geringer ausgeprägt, wie auch der Anteil der Expertenberatung. Der Berater arbeitet vielmehr in der Rolle der partizipierenden Leitung. Hiermit ist ein Gruppenleitungsstil gemeint, bei der sich der Coach in einer besonderen Rolle des Klärungshelfers und in verschiedenen Dimensionen seiner Leitungsaufgabe sieht. Er ist fachkompetent hinsichtlich der spezifischen Aufgabe, personalkompetent hinsichtlich der Achtsamkeit in Bezug auf die Autonomie der Einzelnen und auf sich selbst, sozialkompetent bezüglich der Förderung von Kooperation, Solidarität und Konfliktfähigkeit, sowie feldkompetent hinsichtlich der Außenbezüge (Cohn, 1976).
In der Situationsdeutung werden wie im Einzelsetting gemäß PZA und DIM das Selbstkonzept der Gruppe analysiert und anknüpfend mögliche Inkongruenzen diagnostiziert. Dabei schaut der Berater auf die vorhandenen Ressourcen, Bewältigungsstrategien und Potentiale in der Gruppe (Straumann & Zimmermann-Lotz, 2006).

8.4.2 Anhang D-2: Fragebogen zum Gruppencoaching

Vorgetragene Themen:
- Welche habe ich vorgetragen?
- Welche positiven Feedbacks habe ich erhalten?
- Welche Feedbacks habe ich aus der heutigen Gruppen-Sitzung mitgenommen?
- Welche positiven Feedbacks habe ich erteilt?

Reflexion der eigenen Person:
- Wie ordne ich mich innerhalb der Gruppe ein?
- Bitte jeweils auf einer Skala von 1–10 benennen:
- Wie war meine Konzentration?
- Wie war meine innere Ruhe?
- Wie gelang mir meine Kommunikationskompetenz in Bezug auf unabgelenktes Zuhören, den anderen ausreden lassen, mich selbst zurücknehmen?
- Wie war meine Konfliktfähigkeit?
- Wie geht es mir zu Beginn der jeweiligen Sitzung?
- Wie geht es mir zum Ende der jeweiligen Sitzung?

Feedback-Bogen für den Coach:
- Wie gefiel mir die Haltung des Coaches in Bezug auf die Gruppe?
- Wie sehr habe ich mich angenommen gefühlt?
- Wie sehr fühlte ich mich durch die Themen anderer angesprochen?
- Wie groß war das Ausmaß meiner Lernprozesse?
- Was nehme ich mit?
- Was möchte ich als Verbesserungsvorschläge einbringen?

8.5 Anhang E: Coaching-Vereinbarung im Einzelcoaching

Die Besonderheiten der Coaching-Vereinbarung, die sich aus dem ADHS-Kontext ergeben, sind kursiv geschrieben.

Coachingvereinbarung zwischen Herrn/Frau/Firma ___________ und Herrn/Frau/Firma ____________

- Eine Coachingsitzung dauert bis zu ___ Minuten.
- Die Zeitabfolge der Sitzungen ist flexibel. Effektiv ist ein zwei- bis vierwöchiger Rhythmus zwischen den einzelnen Coachingsitzungen.
- Das Honorar beträgt ___ Euro pro Stunde und ist gegen Rechnung fällig
- Das Thema des Coachings lautet: ______________________________
- Für die Bearbeitung des Themas sind etwa __ bis __ Sitzungen geplant.
- Sollten sich im Verlauf des Coachings Änderungen bzw. Erweiterungen des Themas ergeben, werden diese zwischen Coach und Klient transparent gemacht und bei Bedarf neu beauftragt.
- *Der Klient verpflichtet sich, sich begleitend zum Coachingprozess bei Bedarf und entsprechender Diagnose in eine therapeutische und/oder medizinische Behandlung zu begeben.*
- *Der Klient entbindet den Coach von seiner Schweigepflicht und gestattet ihm, bei Bedarf in Verbindung mit dem behandelnden Arzt und Psychotherapeuten zu treten, wenn dies für die effektive Gestaltung des Veränderungsprozesses erforderlich ist.*
- *Der Klient verpflichtet sich, den Coach über Änderungen zu informieren, die er im Rahmen der psychopharmakologischen Behandlung und/oder Psychotherapie vornimmt.*
- Zwischenrechnungen sind möglich. Bei Sitzungen außerhalb der Räume des Coaches fallen Fahrtkosten in Höhe von ___ Euro je Straßenkilometer an. Die jeweilige An- und Abfahrtzeit wird dem Kunden mit einem hälftigen Stundensatz in Rechnung gestellt. Das Honorar versteht sich als Nettohonorar exklusive der gesetzlichen Mehrwertsteuer.
- Eine Coachingsitzung muss spätestens 24 Stunden vor dem vereinbarten Termin abgesagt werden. Sagt der Coachee später ab, verpflichtet er sich, die Kosten für die vereinbarte Coachingsitzung in voller Höhe zu tragen.
- Der Coachee kann das Coaching jederzeit ohne Angabe von Gründen beenden. In diesem Fall folgt auf jeden Fall eine weitere Coachingsitzung zum Abschluss und zur Reflexion der gemeinsamen Arbeit.
- Das Coaching findet in den Räumen des Coaches statt.
- *Der Coach sichert die Geheimhaltung aller Prozessinhalte und sonstiger Informationen gegenüber Dritten am Prozess nicht Beteiligten zu. Ausgenommen hiervon sind, wie oben erwähnt, Ärzte und Psychotherapeuten, die den Klienten im Rahmen der ADHS behandeln.*

Datum, Unterschrift Datum, Unterschrift

______________________ ______________________

8.6 Anhang F: Weiterführende Informationen zum Erstgespräch

Bei der Arbeit mit ADHS-Klienten ist es essentiell, dass der Coach das Erstgespräch persönlich führt, um die Rahmenbedingungen für den Coachingprozess und die Rolle des Beratungsformats im modularen Behandlungskonzept der ADHS zu klären. Diese Rahmenbedingungen sind geprägt von Freiwilligkeit, Vertrauen, Diskretion sowie Rollen- und Hierarchieneutralität (Niggl & Heinrich, 2005). Der Berater informiert den Klienten über seine ADHS-spezifischen Fach-, Methoden-, Sozial- und personalen Kompetenzen, des Weiteren erläutert er das in ➤ Kap. 6.2 beschriebene Beratungskonzept. Damit schafft er Transparenz. Außerdem betont der Coach das Prinzip der Vertraulichkeit, das die Basis für den Vertrauensaufbau bildet. Bei der Anliegenklärung prüft der Berater, ob ein beratungswürdiges Anliegen vorliegt, das er mit den von ihm genutzten Methoden bearbeiten kann. Die sorgfältige Auftragsklärung stellt die erste Intervention im Coaching-Prozess dar. Demzufolge obliegt es dem Coach, die folgenden Fragen zu klären:

- *Liegt nur ein einziges Anliegen vor?* Bei Vorliegen mehrerer Aufträge priorisiert der Coach mit dem Klienten das wichtigste Anliegen.
- *Erfüllt das Ziel des Klienten die SMART-Kriterien?* Locke und Latham (1990) entwickelten in ihrer Zielsetzungstheorie das Akronym *SMART (Specific – Measurable – Accepted – Realistic – Timely).* Hierbei wird unterschieden zwischen Vermeidungs- und Annäherungsziel, das letztere ist in der Regel mit positiven Gefühlszuständen gekoppelt.
- *Ist die Änderungsmotivation ausreichend hoch?* ADHS-Klienten neigen aufgrund ihrer Impulsivität und der daraus resultierenden geringen Frustrationstoleranz zu spontanen Abbrüchen in Arbeitsbeziehungen, insbesondere wenn Mühe und Durchhalten erforderlich sind (Kahl et al., 2012). Daher erläutert der Coach, dass Coaching nur erfolgreich sein kann, wenn seitens des Klienten ein starker Wunsch nach persönlicher Veränderung, eine handlungsorientierte Ausrichtung sowie das Einhalten der Termine sichergestellt sind (Ratey, 2002a).
- *Reichen die Selbstmanagementfähigkeiten des Klienten aus?* Hier erklärt der Berater die Abgrenzung des Coachings zur Therapie (➤ Kap. 4.4) und postuliert, dass die Selbststeuerungskräfte des Klienten ausreichend hoch sein müssen. Er erläutert die Rolle des Coachings als Ergänzung zur – nicht als Ersatz von – Medikation und Therapie. „Voraussetzung für ein Coaching ist die vorhandene psychische Stabilität des Klienten" (Kahl et al., 2012). Der Coach erläutert zudem seine Terminologie: Er betont, dass er Kunden als Klienten, nicht als Patienten bezeichnet.
- *Ist dem Klienten die Rollenverteilung im Coachingprozess bewusst?* Hier definiert der Coach sein Rollenverständnis (➤ Kap. 6.2): Er ist motivierender Veränderungsbegleiter im reflexiven Bearbeitungsprozess, bei Bedarf kann er auch die Expertenrolle einnehmen; der Klient ist motivierter, selbstverantwortlicher Veränderer.
- *Stimmt die Kongruenz zwischen Coach und Klient, um eine wachstumsfördernde Atmosphäre im Coachingprozess sicherzustellen?* Hier prüfen Coach und Klient nach einer Phase der Reflexion im Anschluss an das Erstgespräch, ob sie Kongruenz in der Interaktion erlangen konnten. Denn die Beziehungsqualität zwischen Coach und Coachee gilt als einer der zentralen Erfolgsfaktoren im Coaching. Kann keine Kongruenz erlangt werden, wird der Coachingprozess nach dem Erstgespräch beendet.

8.7 Anhang G: Checkliste: Regeln des konstruktiven Feedbacks

Im Folgenden werden die Regeln des konstruktiven Feedbacks, differenziert nach den Regeln für den Feedbackgeber und den Regeln für den Feedbacknehmer detailliert aufgeführt. Sie tragen dazu bei, dass Klienten mit ADHS-Symptomen ihr Kommunikations- und Interaktionsverhalten in lebens- und arbeitsweltlichen Kontexten schulen und professionalisieren.

8.7.1 Regeln für den Feedbackgeber

- Geben Sie Feedback, wenn der Feedbacknehmer es auch wünscht
- Feedback soll möglichst ausführlich, konkret und sachlich richtig sein.
- Ihre Feedback-Äußerungen gestalten Sie bitte ehrlich, persönlich und im positiven Sinn.

- Teilen Sie Ihre Wahrnehmung als Wahrnehmung, Ihre Vermutung als Vermutung und Ihr Gefühl als Gefühl mit.
- Begegnen Sie dem Feedbacknehmer respektvoll und wertschätzend.
- Feedback bezieht sich auf begrenztes, konkretes Verhalten. Menschen und Eindrücke ändern sich laufend.
- Geben Sie Ihr Feedback zu einem passenden Zeitpunkt und rechtzeitig.
- Beachten Sie, dass Sie sich irren können und formulieren Sie Ihre Aussagen daher reversibel.
- Feedback soll konstruktiv formuliert sein und auf den Stärken des Feedbacknehmers ansetzen.
- Das Feedback soll nicht wertend sein und auch positive Gefühle und Wahrnehmungen umfassen.
- Benutzen Sie „ich" statt „wir" oder „man".
- Feedback soll den anderen nicht analysieren, sondern Ihren subjektiven Eindruck vermitteln.
- Sprechen Sie nicht zu viel auf einmal an und versuchen Sie solche Aspekte anzufügen, die für den Feedbacknehmer auch veränderbar sind.

8.7.2 Regeln für den Feedbacknehmer

- Wenn Sie ein Feedback erhalten, lassen Sie den Feedbackgeber ausreden und hören Sie in Ruhe zu. Bitte unterbrechen Sie den Feedbackgeber nicht und vermeiden Sie spontane Rechtfertigungen oder Erklärungen.
- Wenn Sie ein Feedback nicht verstehen, fragen Sie den Feedbackgeber, ob er Ihnen das Feedback noch einmal erläutern kann. Formulieren Sie dabei Ich-Botschaften und geben Sie das von Ihnen Wahrgenommene mit eigenen Worten wieder.
- Bitten Sie den Feedbackgeber bei Bedarf um eine Konkretisierung oder Veranschaulichung seiner Mitteilung.
- Teilen Sie dem Feedbackgeber mit, ob Sie sein Feedback als konstruktiv und hilfreich empfunden haben.
- Teilen Sie dem Feedbackgeber mit, ob er Sie auf Neues hingewiesen hat und ob Sie das Feedback anwenden können.
- Machen Sie dem Feedbackgeber deutlich, ob und zu welchem Zeitpunkt Sie ein Feedback wünschen.
- Verhalten Sie sich dem Feedbackgeber verbal und nonverbal wertschätzend gegenüber.
- Gehen Sie nicht in eine innere oder äußere Verteidigungshaltung.
- Überlegen Sie nach dem Feedback in Ruhe und mit der Bereitschaft zur Selbstkritik, ob und wie Sie die Anmerkungen aus dem Feedback umsetzen können.

8.8 Anhang H: Ablauf eines Coachingprozesses nach Maurer (2009)

8.8.1 Der fünfphasige Prozessverlauf

Der fünfphasige Prozessverlauf bezieht sich sowohl auf einen gesamten Coachingprozess, der über mehrere Coachingsitzungen verläuft, ebenso wie auf ein einzelnes Coachinggespräch. Der Verlauf gliedert sich in (1) die Kontaktphase, (2) die Kontraktphase, (3) die Klärungsphase, (4) die Veränderungsphase und (5) die Abschluss- und Evaluationsphase.

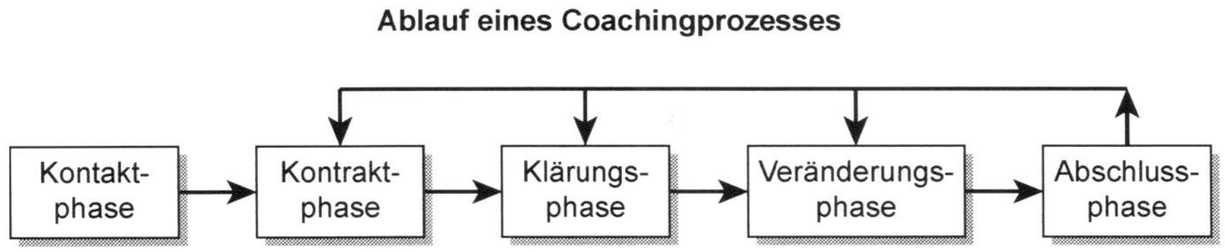

Abb. 8.1 Ablauf eines Coachingprozesses [L231]

1. Kontaktphase:

Im Mittelpunkt dieser Phase stehen das Warming-Up sowie der Vertrauensaufbau zwischen Coach und Klienten. Der Coach erläutert seine Ansichtsweise. Außerdem bietet er dem Klienten einige Fragen aus der folgenden Auswahl an:

- Wenn sich dieses Gespräch heute für Sie gelohnt hat, was ist dann passiert?
- Was soll nach diesem Gespräch geklärt/anders sein?
- Woran merken Sie, dass sich das Gespräch für Sie gelohnt hat?
- Woran erkennen Sie, dass dieses Gespräch hilfreich für Sie war?
- Was soll in diesem Gespräch auf keinen Fall passieren?

2. Kontraktphase:

Ziel der Kontraktphase ist es, den Auftrag und das Anliegen zu klären. Es gilt SMARTe (S=Spezifisch, M=Messbar, A=Attraktiv, R=Realistisch, T=Terminiert) Ziele zu formulieren und Compliance herzustellen. Der Coach stellt unter anderem folgende Fragen:

- Was ist passiert?
- Was ist der Anlass für den Beratungsbedarf?
- Worin besteht das Problem?
- Welches Ziel wollen Sie erreichen?

In dieser Phase ist es wichtig, dass der Kontrakt nur für ein Ziel geschlossen wird. Sollten mehrere Ziele vom Klienten benannt werden, priorisiert der Coach mit dem Coachee die Ziele.

3. Klärungsphase

In dieser Phase gilt es, gemeinsam die Situation zu explorieren. Im Rahmen dessen erstellen Coach und Klient eine Informationssammlung bestehend aus den wesentlichen Zahlen, Daten und Fakten, die im Problemkontext relevant erscheinen.

Ziel ist es, das Problem und seine Ursachen zu beleuchten und einzuordnen, keine Interpretation vorzunehmen sowie eine Spiegelung und Zusammenfassung des Gehörten zu erarbeiten.

4. Veränderungsphase

Diese Phase widmet sich folgenden Themen: Veränderung ermöglichen, Methoden und Interventionen anbieten und Lösungen entwickeln. Dabei werden folgende Ziele angestrebt:

Transfer herstellen und folglich eine Umsetzung bzw. Erprobung der Veränderungsidee und -strategie zum Beispiel in Form eines Rollenspiels und dessen Auswertung.

5. Abschluss- und Evaluationsphase

In dieser Phase gilt es, Bilanz zu ziehen und eine Perspektive zu definieren. Wichtig ist dabei, dass der Coach die Ergebnis- und Prozessevaluation sicherstellt.

Zur Ergebnisevaluation gehören folgende Fragen:

- Was nehmen Sie auf inhaltlicher Ebene aus dem Gespräch mit?
- Welches sind die Lessons-Learned?

Zur Prozessevaluation gehören folgende Fragen:

- Wie schätzen Sie die Auswahl der Methoden und Interventionen ein?

Der Coach stellt am Ende des Gespräches sicher, dass seine Aufzeichnungen vollständig sind. Bei Bedarf stellt er abschließende Fragen. Zudem gibt der Coach dem Klienten die Chance, mögliche wichtige Themen, die beim Klienten im Coaching-Gespräch entstanden sind, noch nennen zu dürfen. Es kommt häufig vor, dass der Klient kurz vor Ende des Gespräches noch wichtige Informationen und Themen mitteilt, die im Rahmen der Abschlussevaluation wahrnehmbar werden. Diese werden in den Themenspeicher aufgenommen.

8.9 Anhang I: Fragen zur Klärung des Problemkontextes

Erkundung des Problems:
Um was geht es? Was genau ist Ihr Problem? Was genau ist passiert?
Wie würden Sie die Situation genau beschreiben?
In welchem Verhalten zeigt sich das Problem?
Aus welchen Verhaltensweisen besteht das Problem?
Wer ist an dem Problem beteiligt?
Welche Symptome begleiten das Problem?
Wann, wo, wie zeigt sich das Problem?
Wann zeigt sich das Problem nicht?
Wann war das Problem am schlimmsten?
Welche Auswirkungen hat das Problem?
Welche Gedanken gehen Ihnen dabei durch den Kopf?
Welche Gefühle empfinden Sie in der Situation?
Konkretisierungsfragen zur Klärung des Ist-Zustandes:
Haben Sie ein Beispiel für Ihr konkretes Problem?
Können Sie sich an eine konkrete Situation erinnern?
Können Sie noch etwas genauer erklären, was Sie mit … meinen?
Was ist das Schlimmste an dieser Situation?
Können Sie noch etwas genauer nachspüren, wie Sie sich in der konkreten Situation fühlen?
Fragen zur Bedeutungsgebung:
Wer bezeichnet das Problem als Problem?
Was bedeutet das für Sie, das Problem zu haben?
Fragen zur Prozessorientierung:
Wie lange haben Sie schon (vergeblich) versucht, dieses Problem zu lösen?
Was hat sich verändert, seitdem die Coachingmaßnahme begonnen hat?
Welche wichtigen Ereignisse gibt es, seitdem das Problem aufgetreten ist?
Fragen zur positiven Absicht:
Was versucht das Problem für Sie zu tun?
Wem nützt das Problem?
Wer ist an der Erhaltung des Problems interessiert?

8.10 Anhang J: Checkliste Aktives Zuhören – Techniken

Folgende Regeln des Aktiven Zuhörens dienen der Schulung und Professionalisierung des Kommunikationsverhaltens des Klienten mit ADHS-Symptomen. Er wird über das Regularium für die Fokussierung und Stärkung der Aufmerksamkeit im Interaktionsverhalten sensibilisiert und zur Achtsamkeit angeleitet.

Zeigen Sie, dass Sie zuhören durch:

Blickkontakt, leicht vorgebeugte, zugewandte Körperhaltung und
Rezeptionssignale wie: „hm“, „ja“, „aha“, Kopf nicken.

Umschreiben Sie das Gehörte bzw. paraphrasieren Sie:

Wiederholen Sie mit eigenen Worten den Gesprächspartner:
einfaches Paraphrasieren:
„Habe ich Sie richtig verstanden ...?“
„Verstehe ich Sie richtig, wenn Sie meinen ...“
„Ich habe eben herausgehört, dass ... Ist das so richtig?“

Zusammenfassendes Paraphrasieren:

„Bei mir ist insgesamt angekommen ...“
„Ich möchte mit meinen Worten zusammenfassen: ...“
„Bisher habe ich Sie so verstanden ... Ist das richtig?“

Strukturierendes Paraphrasieren:

einerseits – andererseits
erstens – zweitens – drittens
in der Hauptsache – außerdem aber noch

Einfühlendes Verstehen (Reflektieren):

Hören Sie aufmerksam zu. Versuchen Sie Gefühle, Wünsche, Bedürfnisse und Hoffnungen des Gesprächspartners zu erfassen und den vermuteten Gefühlszustand anzusprechen.
Welches Gefühl mag in ihr/ihm stecken?
Welcher Wunsch steckt hinter der Äußerung?
Formulieren Sie das Gefühl/den Wunsch etc. als Aussagesatz.
synonym:
„Sie sind traurig.“
„Sie fühlen sich überfordert.“
„Sie haben das Schuften einfach satt.“
antonym (Verneinung des Gegenteils):
„Sie sind nicht fröhlich.“
„Sie fühlen keinen Schwung mehr.“
„Sie mögen nicht, wenn man Ihnen da rein redet.“
Wunsch:
„Sie wünschen sich mehr Freiraum.“
„Sie möchten gerne dazu gehören.“
„Ihnen ist einfach zum Heulen zumute.“
vermuteten Gefühlszustand als Bild ansprechen:
„Es wächst Ihnen alles über den Kopf.“
„Sie sind gespannt wie ein Flitzebogen.“
„Sie möchten sich in ein Mauseloch verkriechen.“

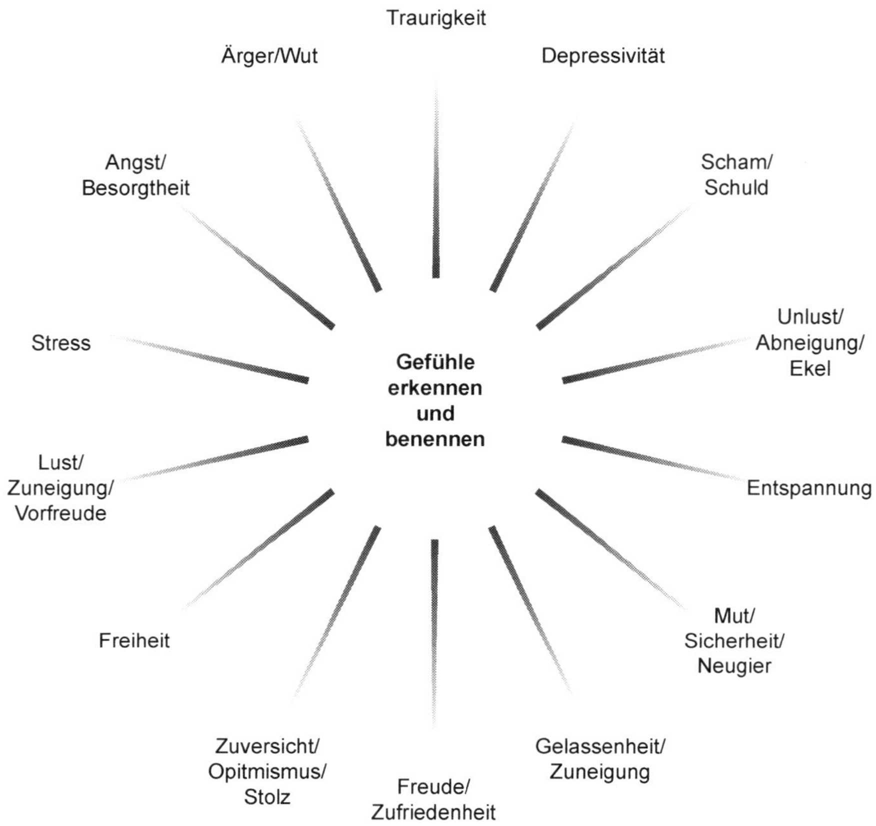

Abb. 8.2 Gefühle erkennen und benennen [L231]

Bedürfnis:
„Sie brauchen mehr Rücksicht.“
„Sie möchten ernst genommen werden.“
„Sie brauchen mehr Zeit für sich.“
Hoffnung:
„Sie erhoffen sich schöne Tage.“
Wichtig: KEINE Fragen, KEINE Interpretationen

8.11 Anhang K: Fragen zur Zielklärung

Zielformulierungen müssen wie folgt definiert sein:
(1) Das Ziel muss positiv formuliert sein.
(2) Das Erreichen des Ziels ist durch sinnliche Erfahrung zu überprüfen.
Hierbei ist zu klären: Was sind die Kriterien der Erfüllung, woran merkt die betreffende Person, dass sie das Ziel erreicht hat? Wie nimmt sie die Zielerreichung durch Sehen, Hören und Fühlen war?
(3) Das Ziel kann von der betreffenden Person selbst initiiert, weiterverfolgt und erreicht werden. Ziele, die andere Personen für die betreffende Person verwirklichen (sollen), gehören nicht ins Coaching.

(4) Prinzipiell sollten für die Definition von Zielen die SMARTen Zielkriterien erfüllt sein.
Fragen zur Zielklarheit:
Wie wäre es, wenn es so wäre, wie Sie es gern hätten?
Woran würden Sie merken, dass Sie Ihr Ziel erreicht haben?
Was ist Ihr Ziel?
Fragen zur Zielerreichbarkeit:
Was wissen Sie über sich selbst, das Ihnen sagt, dass Sie dieses Ziel erreichen werden?
Was wissen Sie über sich selbst, um einschätzen zu können, wie Sie Ihr Ziel erreichen können?
Wie könnte der erste kleine Schritt aussehen, den Sie unternehmen könnten, um dem Ziel näher zu kommen?
Fragen zur Zielrelevanz:
Welches übergeordnete Ziel verfolgen Sie?
Welche Bedeutung hat das Erreichen dieses Ziels für Ihre übergeordnete Zielsetzung?
Was würde passieren, wenn das Ziel erreicht wäre?/Wenn das Ziel nicht erreicht wäre?
Zielgerichtete Fragen:
Was könnte Ihnen zu mehr Zufriedenheit verhelfen?
Was müsste in Zukunft anders sein, damit Sie zufriedener sind?
Stellen Sie sich vor, es ist ..., und das Problem ist gelöst, was ist dann persönlich für Sie passiert?
Wie wüssten Sie, dass Sie das Ziel erreicht haben/Ihr Problem gelöst ist?
Was genau möchten Sie erreichen?
Wie genau soll die Lösung aussehen?

8.11.1 Lösungsorientierte Fragen

Direkte Fragen zur Lösung:
Was wäre eine Ideallösung?
Was wäre ein gutes Ende
Kriterien für Ziele bilden:
Woran würden Sie merken, dass ... eingetreten ist?
Was genau noch?
Beziehungsmuster:
Wer wäre von der Lösung betroffen?
Wer würde zur Lösung beitragen?
Nach Ausnahmen fragen:
Wann ist das Problem ... nicht aufgetreten?
Wie haben Sie es geschafft, dass das Problem in dieser Situation nicht aufgetreten ist?
Wer/Was hat dazu beigetragen, dass das Problem in dieser Situation nicht aufgetreten ist?

8.12 Anhang L

8.12.1 Anhang L-1: Sitzungsbeschreibung Ressourcenarbeit

Im Folgenden wird exemplarisch eine Sitzung zum Thema Ressourcenarbeit beschrieben, anhand derer der praktische Verlauf des ADHS Coaching veranschaulicht werden soll.

Das in der folgenden Sitzungsbeschreibung eingesetzte Tool „Der Gast" wurde von Monika Sombetzki (Rauen, 2007) entwickelt und ist eine Methode des psychodramatischen Ansatzes nach Moreno (2001). Im Rahmen dieser Intervention wird der Coachee vom Berater aufgefordert, sich „aktiv in die beratende Rolle eines Dritten" (Rauen, 2007, S. 110) zu begeben und aus dieser Position seine eigene Situation zu betrachten. Dadurch wird ein Perspektivwechsel ausgelöst, mit dessen Hilfe der Klient seine Ressourcen und Potenziale erkennen kann. Die Sitzung gestaltet sich wie folgt:
Der Coach fordert den Klienten nach der Anliegenklärung auf, den Raum zu verlassen und sich vor der Tür imaginär in die Rolle eines guten Freundes oder Kollegen zu versetzen, dessen Namen er dem Berater mitteilt. In der Rolle des imaginären Kollegen betritt der Klient erneut den Coachingraum und wird vom Berater mit dem entsprechenden Namen des Rolleninhabers begrüßt und um ein Gespräch gebeten, das den Coachingprozess ergänzen soll. Daran anschließend befragt der Coach den Klienten in der Rolle des ausgewählten imaginären Freundes oder Kollegen über die Stärken und Besonderheiten des Klienten. Während des Dialoges, in dem der Coach den imaginären Freund oder Kollegen nach den Stärken und Vorzügen des Klienten befragt, schreibt der Berater alle Ressourcen mit. Am Ende bedankt sich der Coach für das Gespräch, verabschiedet den imaginären Freund an der Tür des Coachingraums und schließt die Tür. Er bittet den Klienten, die Rolle des imaginären Kollegen vor der Tür durch eine körperliche Bewegung abzulegen, um dann wieder in seine Klientenrolle wechseln zu können. Schließlich bittet der Berater den Klienten zurück in den Coachingraum. Nun berichtet der Coach dem Klienten von dem Interview und trägt dem Klienten die Ressourcen vor, die er im Rahmen des Interviews erfahren hat. Der Coach bittet den Klienten, die von ihm vorgetragenen Ressourcen zu notieren. So entsteht beim Klienten eine Bewusstseinsbildung und Wahrnehmung über dessen Ressourcen. Dieser Zugang ist für ADHS-Betroffene herausfordernd, weil sie tendenziell Schwierigkeiten zeigen, Zugang zu ihren Ressourcen zu finden.
Als Hausaufgabe schlägt der Coach dem Klienten zur nachhaltigen Wahrnehmung der Ressourcen vor, eine kreative Idee für einen Ort zu entwickeln, an dem er sich die Ressourcen in seiner Umgebung sichtbar machen kann.

8.12.2 Anhang L-2: Ressourcenorientierte Fragen

Im Folgenden wird eine Auswahl an Fragen zur Ressourcenaktivierung aufgeführt.
Fragen zur positiven Absicht:
Wofür ist es wichtig, dass Sie sich so verhalten?
Fragen zur Unterscheidung – Fragen nach Ausnahmen:
Was haben Sie bisher getan, damit Sie zu einem guten Ergebnis kommen?
Wann ist es Ihnen gelungen, dass …
Was genau haben Sie bisher getan, damit es nicht zu … kam?
Prozessorientierte Fragen:
Was ist bisher gut gelaufen?
Was möchten Sie unbedingt beibehalten?
Fragen zur Verstärkung der Ressourcen:
Was machen Sie gerne?
Worauf sind Sie stolz?
Was ist Ihre spezielle Kompetenz?
Was müssen Sie tun, um mehr davon zu bekommen?

Fragen zum Ressourcen-Check intern:
Was fällt Ihnen leicht? Was können Sie gut?
Was mögen Sie an sich? Was mögen andere an Ihnen?
Was wissen Sie über sich, das Ihnen sagt, dass Sie das Ziel erreichen können?
Wann haben Sie schon einmal ein ähnliches Problem bewältigt?
Was hat Ihnen dabei geholfen?
Welche der vielen in Ihnen vorhandenen Fähigkeiten wäre jetzt besonders hilfreich?
Fragen zum Ressourcen-Check extern:
Wer kann Ihnen bei der Zielerreichung helfen? Wer kann Sie ... erinnern?
Wer kann Sie motivieren, bei Zweifeln durchzuhalten?
Wer hatte schon einmal ein ähnliches Ziel angesteuert und könnte Sie unterstützen?
Wer hält viel von Ihnen und meint es gut mit Ihnen?
Was könnte Ihnen helfen bei der Zielerreichung?
Wann brauchen Sie besondere Unterstützung?

8.13 Anhang M: Weitere Informationen zur Studie zur „Wirksamkeit der Gesprächspsychotherapie in der stationären Alkoholentwöhnungsbehandlung" und entsprechende Testverfahren

Die Studie „Wirksamkeit der Gesprächspsychotherapie in der stationären Alkoholentwöhnungsbehandlung" fand im Jahr 2008 statt und wurde an 32 Personen durchgeführt (hier und im Folgenden Rapp, 2008). Die aus dem Differentiellen Inkongruenz-Modell (DIM) abgeleitete Hypothesenprüfung, die im Rahmen der Studie vollzogen wurde, erfolgte in einem Prä-Post-Kontrollgruppendesign mit katamnestischer Befragung. Untersucht wurden die Abnahme der IK – belegt durch eine Verringerung der Belastung durch IK-Quellen – und die Verringerung der Inkongruenz, belegt durch die Zunahme von kongruenten Erfahrungen, Selbstvertrauen, IK-Toleranz und Fähigkeiten zur IK-Bewältigung. Die Abnahme von Insuffizienzerleben, Komorbiditätssymptomen und Trinkmenge als störungsspezifische Variablen in Bezug auf die Alkoholabhängigkeit wurde erfasst. Im Anschluss daran wurden die Ergebnisse mit einer Kontrollgruppe von n=29 Personen verglichen, die ebenfalls unter Alkoholabhängigkeit litten, jedoch nicht in Gesprächstherapie waren. Nach vier bis sechs Monaten wurden Abstinenz bzw. Trinkmenge sowie Rückfallverringerung und Behandlungseffekte überprüft. Methodische Grundlagen bildeten das Regensburger Inkongruenzanalyse Inventar von Speierer (RIAI), und die Symptom-Checkliste von Derogatis (SCL-90-R) sowie ein Rückfallfragebogen zur Überprüfung des Trinkverhaltens. Das RIAI besteht aus 15 Merkmalen verschiedener Bereiche des Selbsterlebens, wobei sechs Skalen Inkongruenzquellen erfassen, weitere sechs inkongurenzebedingte Einschränkungen und drei Skalen gesunde Anteile des Selbst beinhalten. Die Items werden aufgeteilt in RIAI-A mit 184 Items und RIAI-B mit 185 Items. Die Skalierung basiert auf einer 5-stufigen Skala, mit Ausprägungen von „überhaupt nicht" (0) bis „sehr stark" (4).
Die SCL-90-R misst die subjektiv empfundene Beeinträchtigung durch physische und psychische Symptome einer Person innerhalb von sieben Tagen (Franke, 2005b). Damit ergänzt sie Verfahren

zur Messung der zeitlich extrem variablen Befindlichkeit und der zeitlich überdauernden Persönlichkeitsstruktur. Weiterhin bietet sie eine mehrdimensionale Auswertung mit der Möglichkeit der Messwiederholung zum Einsatz in Verlaufsuntersuchungen. Die 90 Items der neun Skalen beschreiben folgende Bereiche: Aggressivität/Feindseligkeit, Ängstlichkeit, Depressivität, paranoides Denken, Phobien, Psychotizismus, Somatisierung, Unsicherheit im Sozialkontakt und Zwanghaftigkeit. Hierbei geben die drei folgenden Kennwerte Auskunft über das Antwortverhalten bei allen Items: Der Global Severity Index (GSI) ist als Messung der grundsätzlichen psychischen Belastung definiert, der Positive Symptom Distress Index (PSDI) gibt die Intensität der Antworten wieder und der Positive Symptom Total (PST) misst die Anzahl der Symptome, bei denen eine Belastung vorliegt.
Im Rahmen der oben dargestellten Studie wurde festgestellt, dass signifikant weniger Versuchsteilnehmer rückfällig geworden waren als in der Kontrollgruppe. Eine Abnahme der Inkongruenz und Selbstzweifel und die Zunahme der Kongruenz konnten in den Behandlungsgruppen, jedoch nicht in den Kontrollgruppen nachgewiesen werden.

8.14 Anhang N

8.14.1 Anhang N-1: Empirische Belege für die Wirksamkeit der Hypnotherapie

Brom et al. (1989) belegten, dass posttraumatische Belastungsstörungen mithilfe von Hypnotherapie effektiv behandelt werden können. Hierbei wurden 112 Versuchspersonen untersucht, bei denen eine posttraumatische Belastungsstörung – belegt anhand des SCL-90 (Symptom-Checklist 90) – vorlag und deren traumatisches Ereignis nicht länger als fünf Jahre zurück lag. Im Vergleich dazu wurde eine Kontrollgruppe untersucht, die nicht mit Hypnotherapie behandelt wurde, aber ebenfalls unter einer posttraumatischen Belastungsstörung litt. Eine signifikante Verbesserung im Vergleich zur Kontrollgruppe trat in den Bereichen Angst, Vermeidungsverhalten sowie im allgemeinen Neurotizismus auf und belegt damit die Wirksamkeit der Therapie.
Darüber hinaus untersuchte Sapp (1991) die Wirksamkeit von Hypnotherapie auf pathologische Prüfungsangst von 100 Versuchspersonen. Hierbei wurden die Testergebnisse des „Test Anxiety Inventory" (Spielberger, Gorsuch, Lushene, Vagg & Jacobs [1983]) verglichen. Dieser wurde sowohl vor als auch nach der Behandlung beider Testgruppen bearbeitet. Im Vergleich zur Kontrollgruppe zeigte sich in der Versuchsgruppe ein signifikanter Rückgang der Angstsymptomatik. Die Behandlungseffekte gelten als langfristig, da auch sechs Wochen nach Abschluss des Versuchs noch eine Angstreduzierung bei der Versuchsgruppe mittels des Tests nachgewiesen werden konnte.

8.14.2 Anhang N-2: Weiterführende Informationen zur Tranceintervention

Die Tranceintervention gliedert sich in drei methodische Phasen: (1) In der ersten Phase, der Tranceinduktion, wird die Fantasiehaltung initiiert: Der Coachee wird eingeladen, sich in einen Entspannungszustand zu versetzen und auf das innere Erleben zu konzentrieren (Rauen, 2007). (2) In der zweiten Phase wird der Coachee gebeten, einer bestimmten Geschichte oder Idee, die vom Berater vorgelesen wird, zu folgen. Das Thema der Geschichte kann dem Anliegen entsprechend gestaltet werden. So bietet sich z. B. die „Löwen-Geschichte" von Trenkle an, die als Fantasiegeschichte „Suchprozesse“ (Trenkle, 2013, S. 108) für die Anliegenbearbeitung auslösen kann. Sie enthält eine „Vielzahl von Bedeutungsebenen, die sich für lösungsorientierte Suchprozesse eignen“ (ebd., S. 136). Der Coach achtet bei der Textauswahl darauf, dass möglichst viele Sinneskanäle beim Klienten angesprochen werden. (3) In der abschließenden dritten Phase wird der Klient behutsam vom Ende der Trance in die Realität zurückgeführt (Rauen, 2007).

8.15 Anhang O: Skalierungsfragen zur Bewertung der Work-Life-Balance

Folgende Fragen stellt der Coach im Rahmen der Intervention des Work-Life-Balance-Kompass:
Bitte bewerten Sie auf einer Skala von 1–10:
Fragen zum Ist-Zustand:
Wie zufrieden sind Sie im jeweiligen Lebensbereich?
Wo sehen Sie Veränderungsbedarf?
Welche Bereiche vernachlässigen Sie?
Welchem Bereich wollen Sie mehr Raum im Leben geben?
Welcher Bereich dominiert oder überfordert Ihr Leben?
Fragen zur zeitlichen Einschätzung:
Zu wie viel Prozent bzw. auf einer Skala von 1–10 vermuten Sie, dass Sie Ihr Ziel realisieren werden?

8.16 Anhang P: Erkenntnisleitende Fragen als Intervention zur Identitätsarbeit

Wer bin ich?
Wie bin ich zu dem geworden, was ich bin?
Wie sehe ich mich?
Was in meinem Leben erscheint mir chaotisch?
Was gelingt mir gut?
Was ist mir wichtig?
Was gibt meinem Leben Sinn?
Welche Stärken und Schwächen habe ich?
Welche Chancen und Grenzen habe ich?

8.17 Anhang Q: Informationen zum transaktionsanalytischen Konzept der Antreiberdynamiken

In der folgenden Tabelle werden die fünf Antreiber nach Kahler (1977) mit ihren Vor- und Nachteilen im arbeitsweltlichen Kontext dargelegt.

8.17.1 Interventionsmöglichkeiten bei Antreibern: Erlaubnisse

Als Intervention zur Reduzierung der potenziell destruktiven Kraft der Antreiber erarbeitet der Coach mit dem Klienten spezifische Erlaubnisse. Um ein Gespür für den Charakter und die Bedeutung von Erlaubnissen zu bekommen, bearbeitet der Coach mit dem Coachee die folgende Liste. Dabei fordert er den Klienten auf, die Erlaubnisliste aufmerksam durchzulesen und nachzuspüren, welche Erlaubnisse ihn am stärksten ansprechen. Des Weiteren fordert der Coach den Klienten auf, diese Sätze zu markieren und sie gegebenenfalls so umzuformulieren, dass sie für ihn anwendbar sind.

- Du brauchst nicht für andere zu denken und Verantwortung zu übernehmen.
- Du darfst es auf Deine Weise machen!
- Du darfst ausprobieren und experimentieren!
- Du darfst um Unterstützung bitten und sie annehmen!
- Du darfst erfolgreich sein!
- Du darfst Deine Erfolge wahrnehmen und Dich über sie freuen!
- Du darfst stark und tüchtig sein und dennoch Bedürfnisse äußern!
- Du darfst Dich abgrenzen und „nein“ sagen!
- Du darfst Deine Fähigkeiten wahrnehmen, einsetzen und zeigen!
- Du darfst neugierig sein und intuitiv!

Tab. 8.1 Vor- und Nachteile der fünf Antreiber im arbeitsweltlichen Kontext

Antreiber	Vorteile	Nachteile
Sei perfekt!	sehr korrekte, akkurate Arbeit organisiert und koordiniert effektiv, plant voraus sorgt für Detailgenauigkeit sichert Qualität	hat fehlende Prioritäten mögen kreative und unfertige, ausbaufähige Entwürfe eher nicht Vorschläge werden als Kritik empfunden
Sei stark!	bewahrt auch in kritischen Situationen die Ruhe kann unpopuläre Entscheidungen treffen arbeitet gleichmäßig und zuverlässig	fragt nicht nach Hilfe zeigt ungern Gefühle achtet nicht ausreichend auf Ressourcen, Tendenz zur Überforderung
Mach es allen recht!	ist sensibel und achtsam gute Intuition für zwischenmenschl. Beziehungen übt pos. Einfluss im Team aus/positive Beziehungsdynamik	grenzt sich nicht ab hat kein scharfes Profil staut Frustration auf, die explosive ihren Ausbruch finden können
Streng Dich an!	hat hohes Durchhalte- und Beharrungsvermögen kann auch schwierige Projekte in Gang bringen geht neue Projekte mit Enthusiasmus an	arbeitet tendenziell zu viel ist am Ende von Projekten eher gelangweilt der Weg zum Ziel reizt mehr als der Erfolg
Beeil Dich!	hat hohe Aktivität, Auffassungsgabe und Leistungsgeschwindigkeit erlebt Termindruck als Herausforderung erledigt viel in kurzer Zeit	macht Fehler wird schnell ungeduldig überfordert sich und andere

(Quelle: Hinkelmann, 2012, in Anlehnung an Kahler, 1977)

Tab. 8.2 Die Eigenschaften der fünf Antreiber

Antreiber	seine Botschaft	seine Dynamik	sein Ziel	Körperhaltung	löst beim Gegenüber aus	Interventionen
Sei perfekt!	Mach bloß keine Fehler!	Es ist nie genug!	nur maximale Kontrolle schafft Anerkennung	starr, ernst, aufrecht, angespannt	Rückzug, Ich bin nicht genug!	Ich *darf/kann* mein Bestes geben.
Sei stark!	Beiß die Zähne zusammen! Haltung bewahren! Zeig keine Gefühle!	Kampf, Emotionen verbergen, Angst vor Kontrollverlust in heiklen Situationen	Unabhängigkeit, Vermeiden von Verletzlichkeiten	gespannt, maskenhaftes Gesicht, monotone Stimme und Gestik	fühlt sich unter Druck, unterlegen → Angst, Wut	Nicht die Intensität von Gefühlen entscheidet, sondern der Gehalt. Du bist mit dem zu Dir passenden Gefühl wertvoll.
Mach es allen recht!	Sei gefällig! Sag nicht nein!	Wenig eigene Kontur/ Identität → Wer bin ich? Was will ich? Hilfsbereitschaft aufgrund mangelnden Selbstvertrauens	Zuwendung durch Ja-Sagen und Anpassung	zustimmendes Nicken, gewinnende Gesten	hat Schwierigkeiten, Kontur des anderen zu erkennen → Phantasien → kein echter Kontakt möglich	*Ich und die anderen* sind wichtig! Du darfst Dich zumuten! Hinweis auf Kippmechanismus
Streng Dich an!	Müh' Dich bis zum letzten ab! Nur Schweres ist wertvoll!	Wenn ich mein Ziel nicht erreicht habe, habe ich mich nicht genug angestrengt!	nur *größte* Anstrengung sichert Erfolg	Körper verspannt, Halsmuskel, Stimme gequält	„Gelähmt", „Ich schaffe es nicht."	Phantasiereisen, „Du darfst es gelassen tun.", *kleine* realistische Ziele (sonst zu hohe), Teilziele (diese Menschen werden langsamer, je mehr Sie sich dem Ziel nähern)
Beeil Dich!	Schau immer vorwärts! Sei immer auf Trab!	Rhythmus Anpassung-Entspannung ist gestört, *Glaube:* Das Wesentliche zu verpassen	schnell machen, damit man nichts Wichtiges verpasst	hektisch, fahrig, Sprache: abgehakt, Formulierungen wie „mal eben", „mal schnell"	Bremsen, Anhalten, keinen Platz haben → Abwenden, selbst hektisch werden	Nicht im Tempo mitgehen, wertschätzendes Gefühl von Zeitgeben, „Ich höre Dir in Ruhe zu, ich nehme mir Zeit, nimm Dir auch Zeit"

(Quelle: Hinkelmann, 2012, in Anlehnung an Kahler, 1977)

Tab. 8.3 Empfehlungen zur Optimierung des Arbeits- und Kommunikationsverhaltens

Antreiber	Erlauber	Empfehlungen
„Sei perfekt!"	„Du bist gut genug, so wie Du bist."	Machen Sie sich bewusst, dass Menschen (inklusive Ihnen) nicht perfekt sein können. Setzen Sie sich realistische Ziele und Maßstäbe für Leistung und Genauigkeit. Machen Sie sich klar, wie die realen Konsequenzen eines Fehlers aussehen und prüfen Sie, ob es sich lohnt, ihn zu verbessern. Begreifen Sie Fehler als Lernchance. Bitten Sie um Rückmeldung für das Einhalten von Terminen und der erwarteten Detailtiefe.
„Sei stark!"	„Sei offen und drücke deine Wünsche aus."	Planen Sie Puffer bei der Arbeit ein, sodass Sie einen Überblick behalten über Ihre Arbeitsbelastung. Beziehen Sie andere Menschen in Ihre Arbeit mit ein und bitten Sie um Hilfe. Suchen Sie sich eine Freizeitaktivität oder ein Hobby, das Ihnen richtig Spaß macht. Beobachten Sie, wie Ihre Arbeits- und persönlichen Beziehungen sich verbessern, wenn Sie um Unterstützung bitten.
„Mach es allen recht!"	„Gefalle Dir selbst."	Stellen Sie anderen Fragen statt zu mutmaßen, was die anderen wollen. Gönnen Sie sich selber häufiger etwas, was Ihnen gut tut und bitten Sie andere um einen Gefallen. Üben Sie, klar zu sagen, was Ihnen nicht gefällt; sagen Sie „nein" und setzen Sie freundlich und bestimmt Grenzen. Bitten Sie um Feedback für selbstsicheres Verhalten.
„Streng Dich an!"	„Erledige deine Arbeit und habe Erfolg."	Machen Sie sich einen klaren Zeitplan für die Bewältigung einer Aufgabe und halten Sie sich bis zum Ende der Aufgabe konsequent daran. Prüfen Sie die Anforderungen einer Aufgabe genau, sodass Sie sich sicher sein können, nur das Vereinbarte zu tun. Entwickeln Sie kreative Wege, um langweilige Aufgaben für Sie interessant zu gestalten. Erstellen Sie sich eine Checkliste, die Ihnen Sicherheit gibt, nichts Wesentliches zu übersehen. Holen Sie sich Feedback für die erfolgreiche Beendigung einer Aufgabe.
„Beeil Dich!"	„Nimm Dir Zeit."	Strukturieren Sie Ihre Arbeit mit Zwischenzielen. Bemühen Sie sich, anderen sorgfältig zu zuhören, lassen Sie sie ausreden. Sprechen Sie bewusst langsamer, haken Sie nach und überprüfen Sie, ob Sie verstanden werden. Üben Sie Entspannungstechniken ein und wenden diese regelmäßig an. Bitten Sie um Feedback für die Genauigkeit Ihrer Arbeit.

(Quelle: Hinkelmann, 2012, in Anlehnung an Kahler, 1977)

- Du darfst Deine Gefühle wahrnehmen und zeigen!
- Du darfst es Dir leicht machen!
- Du bist wertvoll und wichtig, auch ohne etwas Besonderes zu leisten!
- Es ist in Ordnung, Fehler zu machen oder Irrtümer zu begehen und daraus zu lernen!
- Du darfst Deine eigenen Erfahrungen machen!
- Du darfst anderen Menschen vertrauen!
- Du darfst Dich (neu) entscheiden!

8.18 Anhang R: Vertiefende Informationen zu Studien in der Resilienzforschung

Die Resilienzforschung entwickelte sich aus der Entwicklungspsychologie und -pathologie. Die Forschung der 70er Jahre konzentrierte sich auf die Untersuchung von Risikoeinflüssen bei der Entwicklung von Kindern, die trotz schwieriger Lebensbedingungen ein für sie funktionierendes Umfeld aufbauen konnten. Zu den Studien zählten u. a. die Kauai-Längsschnittstudie von Werner und Smith (2001) und die Isle-of-Wight-Studie von Rutter (1990). Nachdem sich die Resilienzforschung Ende 1970 in Großbritannien und Nordamerika etablierte, wurde zu diesem Thema Ende der 80er Jahre zunehmend auch in Deutschland geforscht. In der Mannheimer Risikokinder-Studie von Laucht et al. (1996–2000) konnte an einer Versuchsgruppe von 362 Kindern nachgewiesen werden, dass Kinder, die in früher Kindheit Belastungen für ihre Entwicklung erleiden mussten, bis zu dreimal häufiger Entwicklungsbeeinträchtigungen aufwiesen als unbelastete Kinder. Seit Beginn der 90er Jahre werden zunehmend auch Erwachsene im Rahmen der Resilienzforschung berücksichtigt (Bengel & Lyssenko, 2012).

8.19 Anhang S: Fragen zur Emotionsregulation

Folgende Fragen fokussieren die Emotionsregulation:

- Welche Situationen belasten Ihre Stimmung?
- In welchen Situationen neigen Sie zu mangelnder emotionaler Kontrolle?
- Wie genau kommt es zu diesen Situationen?
- Was sind Auslöser, die Sie unter Stress setzen?
- Welche somatischen Marker kennen Sie und können Sie zukünftig als Frühwarnsystem erkennen, um Ihre Reaktionen zu steuern?

8.20 Anhang T: Der vierohrige Empfänger

Nach Schulz von Thun hat jede Botschaft vier spezifische Seiten:
(1) Sachliche Ebene: In diesem Zusammenhang geht es um die Information als Sachverhalt. Die Vermittlung von Fakten steht im Vordergrund.
(2) Beziehungsebene: Mittels einer Botschaft wird deutlich, welche Beziehung Sprecher und Hörer miteinander verbinden. Je nach Art der Nachricht kann z. B. nachvollzogen werden, ob die Gesprächspartner in einer intimen, oder aber geschäftlichen Relation zueinander stehen.
(3) Ebene der Selbstoffenbarung: Die Ebene der Selbstoffenbarung verdeutlicht, welche Informationen der Sprecher mit einer Nachricht über die eigene Person preisgibt.
(4) Appellcharakter: Auf der vierten Ebene des Appells wird deutlich, welche Aufforderung bzw. welcher Wunsch an eine bestimmte Aussage geknüpft ist (Schulz von Thun, 2011).

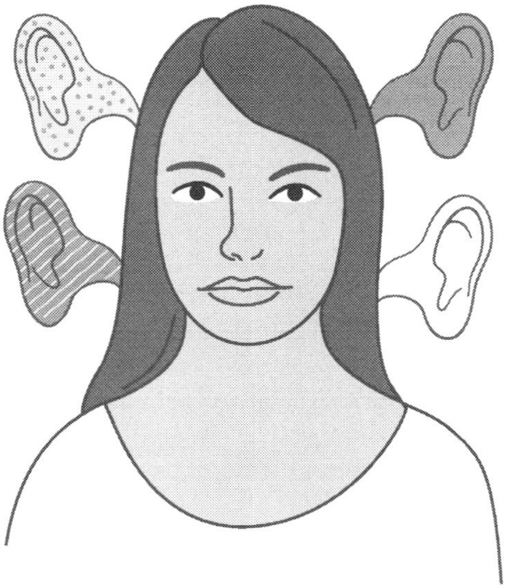

Abb. 8.3 Der vierohrige Empfänger [L231]

8.21 Anhang U: Fragen im Rahmen der Intervention des Inneren Führungsteams

Die unten aufgeführten Fragen werden im Rahmen der Intervention des Inneren Führungsteams mit dem Klienten zur Reflexion der vier Rollen bearbeitet.
Die Rolle des Experten:

- Welche Vorstellungen von Qualität haben Sie?
- Wie effizient sind die Abläufe?
- Welche Abläufe müssen geschaffen werden?
- Welche Qualifikationen im Team brauchen Sie?
- Was müssen Sie tun, um diese
- … Aufgaben zu bewältigen?

Die Rolle des (Team) Coaches:

- Was brauchen einzelne Mitarbeiter, um sich optimal in der Zusammenarbeit mit Ihnen zu entfalten?
- Was muss hier geklärt werden?
- Wie können Sie den Einzelnen sinnvoll und am besten unterstütztén?
- Was braucht das Team, um optimal arbeiten zu können?
- Wie können Sie als Führungskraft die Kooperation sinnvoll fördern?

Die Rolle des selbst betroffenen Menschen:

- Wie geht es Ihnen selbst als Mensch in dieser Angelegenheit?
- Was stört Sie?
- Welche Anteile melden sich dabei zu Wort?
- Was (welches Vorgehen) können Sie verkraften und vertreten?

- Wie können Sie den Rollenanforderungen genügen, ohne sich selbst aufzugeben?
- Wie können Sie eine Balance finden zwischen Loyalität und persönlicher Glaubwürdigkeit?
- Worin besteht die persönliche Herausforderung für Sie?

Die Rolle des Unternehmers:

- Wie schätzen Sie die Situation aus unternehmerischer Sicht ein?
- Wie schätzen Sie die unternehmerischen Chancen und Risiken ein?
- Wie erfolgversprechend ist Option A oder B im Sinne der Unternehmensziele?
- Was müssen Sie aus Unternehmersicht einfordern?
- Welche unternehmerischen Ziele müssen Sie verfolgen?